Mental Saijiki

整え上手になるための
メンタル歳時記

〜 春夏秋冬こころをラクにする秘訣 〜

このみ こころとからだクリニック院長
精神科医　木村 好珠

法 研

―― はじめに ――

メンタルを季節に合わせて整えましょう！

みなさんは、季節の変わり目に不調を感じることはありませんか？（あんまり時期を気にしたことはなかったけれど、そう言われると、なんとなくそんな気がする……！）という方も多いのではないでしょうか。

変わり目でなくとも、「梅雨のシーズンに体調を崩しやすい」「冬はどうしても気分が滅入ってしまう」など、特定のシーズンに不調を感じる人は意外と多いのです。メンタルクリニックで診察をしていても「この患者さんは、去年もこの季節に同じような症状になっているな」だったり、「この季節はこんなメンタル不調の原因・相談が多いな」だったり、共通項が多々存在します。

この本は、**季節ごとに陥りやすいメンタルの不調**を解説し、〝なんとなくの不調＝未病〟のうちに、自分で対策していくことを目的とした内容になっています。

これまでの生活を振り返ってみて、今まで「あんまり季節を気にしたことがない」という方にも、改めてメンタルと季節の関係を知っていただき、今後のメンタルケアに役立てていただければ幸いです。

木村　好珠

◆もくじ

春 〜新しい環境の始まりの時期〜

夏 ～太陽の日差しがまぶしい時期～

秋 〜穏やかで過ごしやすい時期〜

装 丁：bookwall

本編に入る前に

自律神経のしくみを理解しておきましょう

「なぜ、季節の変わり目に調子が悪くなるの？」と訊かれると大きく関係しているのが**自律神経**。

最近よく「自律神経を整えよう」とか「自律神経の乱れによる……」といった言葉をテレビやネット、本屋さんで見かけるのではないでしょうか。

自律神経について正しく理解しておくことは、「メンタルと季節の関係」を知るうえで大切なポイントとなります。

そこで、本編に入る前に最初に「自律神経とは何か」を簡単にお話ししておきます。

◆ポイントは自律神経のバランス

●神経は大きく「中枢神経系」と「末梢神経系」に分けられる

私たちの身体には、全身に神経が張り巡らされていて、生命活動を支えています。「まっすぐ歩く」「身体を一定の体温に維持する」「人の話を聞く」など私たちの日常生活にはすべて神経が関わっており、身体の中の神経繊維を繋ぎ合わせると、脳内だけでも地球4周分もの長さになるといわれています。そうした神経たちが起きているときも寝ている間も、常に情報交換をして私たちは暮らしているのです。

この神経は大きく分けると「中枢神経系」と「末梢神経系」の2つに分けられます。

- 中枢神経系……脳と脊髄のことで、全身から送られてくる情報を処理して指令を出すところです。
- 末梢神経系……脳と脊髄以外の神経のことを指し、身体の各部に伸びています。

自律神経は、このうち末梢神経に分類されており、心臓や胃腸、汗腺など身体のあらゆる内臓をコントロールし、調節しています。

たとえば、体温調節、血圧、排尿・排便といった生きるうえでの基本となるようなことを司《つかさど》っているのが自律神経で、**自分でコントロールすることができない機能を無意識に調節**してくれています。

●自律神経は「交感神経系」と「副交感神経系」に分類される

自律神経は、さらに「交感神経系」と「副交感神経系」に分類されます。簡単に言えば、**交感神経は「緊張状態」**で、**副交感神経は「リラックス状態」**です。

【交感神経が強い状態】

交感神経が強い状態は、よく〝闘争か逃走の反応〟と表されますが、まさに動物が敵と向き合ったときに戦うのか逃げるのか、一刻を争う状態にあったときの身体の反応です。キッと目を見開いて敵を確認したとき、ゆっくり呼吸している暇はないですから、呼吸も脈も速くなり、ドクドクと心音が聞こえるくらいに脈打ちます。逃走のためには走ったり、闘争するためには道具を使ったりしますので、血流が筋肉に流れ、瞬発的に動く準備をする――こんな感じでしょうか。もちろん、そのときにゆっくり食事なんてとっている暇はありません。ですから、胃腸の動きは抑制されます。

【副交感神経が強い状態】

一方、副交感神経が強い状態は、家の中にいて敵から襲われる心配がないときを想像してください。睡眠を取るという行為はその代表ですが、脈も呼吸もゆったりとし、血圧も落ち着きます。筋肉もすぐに使う必要がないため緩み、食事を摂る準備もできているため、胃腸もしっかりと動きます。

●日頃から交感神経か副交感神経のどちらかが優位に働いている

もちろん、今申し上げたことは、どちらも極限の状態を表していますが、私たちが普通に生活している中でも、交感神経か副交感神経のどちらかが優位に働いて、**状況によりバランスを変えながら環境に順応するように調節**しています。

基本的には、日中は仕事や学業、遊びといった活動をするために交感神経が優位となり、夜間は身体を休ませるために副交感神経が優位になるようなしくみになっています。

●自律神経のバランスがうまく取れなくなっている状態が「自律神経失調症」

この自律神経のバランスがうまく取れなくなっている状態が「自律神経失調症」で、自律神経に関わる様々な症状が表れます。

このバランスの調節がうまくいかなくなる原因として、「緊張状態が長く続く」「睡眠（休む）時間を取らない」「たくさんのストレスを抱えている」といったことがあげられますが、それにプラスして**「季節の変わり目」**があげられるのです。

たとえば、夏に向かっているときは身体の体温を一定にするために〝汗をかく〟という機能をたくさん使わないといけません。ところが、そんなときでも冷房が効き過ぎている建物に入ったら、いきなり発汗機能を停止させて、逆に身体を温める方向に調節しなければならなくなります。反対に冬に向かっているときは、今度は寒さに耐えられるように自律神経のバランスを調節します。

このように季節の変わり目は、自律神経がバランスの調節に奔走《ほんそう》する忙しい時期なのです。

また、日本では夏になる前には梅雨があり、冬になる前には台風の季節がありますよね。この季節は天気の変化とともに気圧の変化もあるため、さらに負担がかかります。

日本の気候は自律神経を整えるのにかなり難しい気候といえるでしょう。

●自律神経のセルフチェック

さて、ここで自律神経のセルフチェックをしてみましょう。

次のページの項目をチェックしてみてください。

Check

自律神経セルフチェック

身体的症状

- □ 頭痛、肩コリがすごい
- □ たいして動いていないのに動悸や息切れがする
- □ めまいや立ちくらみ、耳鳴りがする
- □ 便秘または下痢をすることが多い
- □ 全然疲れが取れず、倦怠感がある
- □ なかなか眠れない、眠っても寝た感じがしない
- □ 急にのぼせたり、手足が冷たくなったりする
- □ いきなり汗が止まらなくなる

精神的症状

- □ 情緒不安定
- □ イライラが止まらない
- □ 自分で感情を制御できない
- □ 些細なことが気になる
- □ 全然集中できない
- □ 急に涙が出てくる
- □ 不安感がある
- □ そわそわしてなんとなく落ち着かない
- □ 楽しかったことが楽しめず、ネガティブ思考になっている

いかがでしょうか？

何個くらい当てはまっているでしょうか。これらの症状が複数当てはまった方は少し注意が必要です。

それでは、自律神経のしくみの基本がわかったところで、季節に応じて変化する私たちのメンタル事情を詳しく見ていきましょう。

春

Mental

～新しい環境の始まりの時期～

春は、環境が大きく変わる季節。新社会人や転職、進学など新しいステージに足を踏み入れることはワクワクもありつつ、どこか不安も持ち合わせます。

「環境に馴染めるかな」「早く仕事を覚えないと」「良い人たちが集まっていれば良いな」……と想像は膨らむばかり。自分自身に変化がなかったとしても新入社員が入ってきたり、会社の方針が変わったり、周囲に変化を伴いやすい季節です。

環境の変化というのはストレスがかかります。たとえそれが昇進や進学といった前向きな変化であっても、人間は**今までにないことに対してストレスを感じる**ものなのです。

◆環境の変化があったときに注意したい「適応障害」

●環境の変化が多い年代に多く発症する適応障害

「適応障害」という言葉を聞いたことはあるでしょうか？

人事に携《たずさ》わっている方だと、最近かなり耳にするワードだと思いますが、ここ数年、適応障害の患者数は急増しています。日本システム技術株式会社が２０２３年に公開した約８８０万人のメディカルビッグデータをもとにした独自の調査レポートによれば、２０１８年から２０２２年の5年間で適応障害の患者数は約１・７倍にまで増加しました。

年代別では20代にもっとも多く、次が30代となっています。20～30代は新社会人として社会人デビューをする人がいますし、同じ職場の中でも配属先の異動やステップアップのための転職が盛んな時期。また、プライベートでも自分や周りの友人に結婚や出産などのイベント事が豊富にある時期です。そういった**環境の変化が多い年代に適応障害は多く発症**します。

適応障害には特定のストレス要因がある

適応障害とは、ある特定のストレス要因に対して、強い苦痛を感じ、それが身体的もしくは精神的症状として表れる疾患です。

このストレス要因は、「職場での人間関係」といった対個人のものから、「会社の風潮」といった存在に対するものなど、人それぞれですが、適応障害においては、**この特定のストレスの原因が存在する**ということが大きな特徴となります。症状の出方も、ストレスの対象となるものに対峙《たいじ》するときのみ出現し、基本的にそれ以外の日常生活は問題がないことが特徴です。

うつ病と適応障害の原因と症状が出るタイミングの違い

よく、「うつ病と適応障害って何が違うの?」という疑問をいただきますが、**大きく違うのが、この「原因」と「症状が出るタイミング」**です。

【うつ病の場合】

うつ病と聞くと、原因が特定されていると思う方が多いですが、実は典型的なうつ病は発病のきっかけが曖昧《あいまい》で、「これだ!」と特定できないことも多いのです。

また、悩みの原因となっていたことが解決しても、気分が回復せず、症状が続いている状態もうつ病と考えられます。

【適応障害の場合】

適応障害の場合は、うつ状態の中でもストレス因子と離れているときには、自分の趣味などを楽しいと感じることができますし、原因が排除されれば、すーっと症状が改善していきます。

出てくる症状に関しては、うつ病も適応障害も同じようなものです。主なものとして次のページのような症状があげられますが、時として身体がうまくコントロールできず、周囲からは問題と思われるような無断欠勤や遅刻、仕事の停滞、感情が制御できないことによる人間関係のトラブルといった行動が現れることもあります。

Check

うつ病・適応障害で見られる症状

身体的症状

- 倦怠感
- 眠れない、または過眠
- 食欲不振、または食欲増加
- 動悸
- 呼吸が苦しい
- 腹痛、胃痛
- 下痢や便秘

精神的症状

- 不安
- 無気力
- 抑うつ
- 思考力や集中力の低下
- 感情のコントロールができない
- 急に涙が出てくる
- 神経が過敏になる（音や光に敏感になる）
- 朝起き上がろうと思っても起き上がれない

●ストレスの原因を取り除くことが適応障害の何よりの治療になる

うつ病と適応障害では、治療方法もそれぞれ異なります。うつ病では抗うつ薬が効きますが、適応障害では薬の効果はあまりみられません。もちろん症状に応じて、睡眠薬や抗不安薬などは使いますが、セロトニンに作用するような抗うつ薬と呼ばれる種類の薬は、あまり奏功《そうこう》しないことが多いのです。

ストレス要因は、人によって様々ですが、診察していて一番多いなと感じるのは**人間関係**です。心理学者の三大巨頭とも言われるアルフレッド・アドラーの思想は、「アドラー心理学」を解説した書籍『嫌われる勇気』の大ヒットにより、日本でもよく知られるようになりましたが、アドラー心理学では「人の悩みはすべて人間関係の悩みである」と考えられています。それは時代によらず、やはりいつでも人を悩ませる中心にあります。

適応障害で診察に来る方の人間関係における具体的な悩みでいえば、「上司となかなかうまくいかず、会社に行くのが苦しくなった」「すごくあたりの強い人が部内にいて、その人と組むときにしんどくなる」といったことがあげられ、「特定の人を目の前にする」というシチュエーションにおいて症状が出現します。

逆にいえば、「リモートワークの日で、その苦手な上司と会わない日はいつも通りに行動できる」「特定の人がいないプロジェクトだと安心して仕事ができる」というように（もちろん、職場が引き金になって会社全体に対して適応が難しくなる場合もあります）適応できないものが問診からしっかり特定できます。そのため、治療としても**ストレスとなっている原因を取り除くというのが何よりの方法**です。

ですから、人によっては「休職して会社から距離を取った瞬間に睡眠も取れるし、日常生活にまったく異常がない」ということもあります。

ただし、仕事の連絡が来たり、ストレス要因と何らかのコンタクトを取らなければならないときには再度症状が出ることもしばしば。そのため一度症状がなくなっても、復職するタイミングでは、しっかりと環境調整をすることが肝となります。まったく同じ場所に戻ると、再燃する可能性が高まるので、復職する前には、プロジェクトを変えてもらったり、せめて少し席を離してもらったり、ストレス要因との距離をなるべく取るように周りにしっかり相談してみましょう。

新しい環境に馴染むための心構え

とはいえ、新しい環境になるべく馴染めるようにすることも大切です。そのためには〝新しい環境に馴染みやすい思考〟を持つことを意識してみましょう。

その心構えとして、まずは、**自分と合わない人は必ずいる**ということを頭に入れることです。そのうえで、**全員と仲良くなる必要はない**ということも付随して覚えておくと良いでしょう。

当たり前のように感じるかもしれませんが、どうしても新しい環境に身を置いたときに忘れがちなことです。私たちは新しい環境に身を置くと、早くその環境に馴染もうとし、そのために「少しでも好印象を残そう」とします。好印象を残すためには、その相手に合わせることが必要になってきます。

極端に言えば「あなたの言っていること、全然興味ない」と言われたら、その人と仲良くしようと思うのは、結構難しいですよね。「その話すごく興味あります！もっと聞きたい！」と言われたら誰だって悪い気はしませんし、仲良くしたいなと自然に思います。だからといって、合わせ過ぎていたら疲れてしまいます。

もっとも、多少合わせるということは大切なことだと思います。人間関係が原因で何回も転職を繰り返している人をたまに見かけますが、その人の考え方を見ていると〝合わせる〟という概念がないのだなと感じます。

「合わせるより、合う会社に行く」――転職がしやすくなった今の時代、その考えこそが大きな思考の変化かもしれません。もちろん、それもひとつの方法だと思います。しかし、転職を繰り返すというのも、なかなか楽なことではありません。それに先ほどお話ししたように、正直どこの会社に行こうが合わない人の一人や二人は存在します。ですから、「合わない人がいる＝やめる」を基準にしていると、転職が増え、かなりしんどい社会人生活になることが予想されます。

それでも、合わせることが苦手な人もいると思います。そうした場合は、無理に合わせなくても構いませんが、距離感をつかんでおくようにしましょう。たとえば、苦手な人とは「プライベートなことは話さず、とにかく事務的な内容のみにしよう」というように、その人との最低限の距離感を決めておくと良いでしょう。

●相手に合わせる目的を考え直してみる

なんとか相手に合わせていこうと考えている人は、合わせる目的を考え直してみてください。「相手の機嫌を取るため」とか「相手に好かれるため」と相手の軸で考えているうちは、合わせることにより一層のストレスを感じ、かなり疲労が溜まります。

やっていることが同じであっても、**軸を自分にして**、「自分が仕事しやすい環境づくりのために合わせるんだ」と考えると、少し前向きに取り組むことができます。他人が軸で行動していると、ふと疲れたときに（こんなに振り回されて、いったいなにをやっているんだろう……）と感じてしまうことも少なくありません。せっかくの新しい環境でネガティブな発想になるのはもったいないですよね。

ですから、「自分が成長するため、仕事をするためにこの人をどう使うか」くらいの気持ちで考えるようにしましょう。そうすると心に少し余裕が持てます。それでも無理だったら、そのときは距離を取りましょう。

●無理に合わせようとがんばり過ぎて疲れてしまったら本末転倒

また、先ほど書いたように全員に合わせる必要はありません。というか、基本的に**全員と相性を合わせるなんて普通の人間には無理**です。もちろん「合わないから全部無視！」とか、そういうことはおすすめしません。この行為は、言い換えれば所属する場の雰囲気を悪くして、結局は心地よい雰囲気を自らの手で壊してしまうことになるからです。

しかし、新人だからといって、とにかく「みんなに好かれよう」と色々なコミュニティの飲み会に顔を出したり、とにかく人の顔色ばかりうかがったりしていると、ものすごい疲労感に襲われます。気がついたら人間関係の構築ばかりに時間と労力を使ってしまい、体力が追いつかなくて、仕事がはかどらないという人や、疲れ過ぎてプライベートが犠牲になり、（私は何をやっているんだろう……）と仕事をする意義自体に悩んでしまうような人もいるでしょう。そうした状態が進んでいくと、精神疾患に繋がる恐れもある危険な疲れ方です。

こうしたことは、もちろん会社以外のコミュニティにも当てはまります。

たとえば、子育て中のお母さんが4月に新しい保育園に入園するとしたら、そこでの〝ママ友づくり〟は大きなミッションです。しかし、ただでさえ育児で疲れている状態なのに、それに翻弄《ほんろう》され過ぎてしまうと、家庭のことや色々なことがおろそかになったり、疲れて子供に当たってしまったりすることもあるでしょう。

会社員にしても「新しい環境でがんばりたい」という気持ちの表れですし、お母さんにしても「子供が少しでも楽しく過ごせるようにがんばりたい」というプラスな気持ちの表れです。がんばる気持ちは大切ですし、すごく素敵なことですよね。でも、それで疲れてしまっては本末転倒です。

●自分で自分を褒めてあげることもメンタルの維持には重要なこと

もちろん、「人に合わせることができる」とか「空気を読むことが得意」ということは、人間社会を生き抜くうえで、とても大切なことです。だからこそ、それができているときは自分を褒めてあげて欲しいし、自分に余裕がないときは「今は仕方がない！」と割り切ることも大切です。

人に合わせるというのは、すごく気力も体力もいることですから、当たり前にできることではありません。大人になると、子供のときみたいに周りが褒めてくれる機会はそうそうありませんから、自分で自分を褒めることもメンタルの維持にはとても重要なこと。一生懸命、場に馴染もうと努力している自分を、自分自身がしっかりと褒めてあげましょう。

できないときも、それはあくまでプラスαのことだから、「気を遣うこと、一回お休み！」と自分で自分に伝えてあげましょう。自分しか本当の自分の疲れ具合を把握できる人はいませんし、目に見えない努力もわかってあげられるのは自分だけ。ですから、がんばったらその分自分をねぎらってあげることも重要なのです。

「疲れた自分」「がんばっている自分」「前向きだったり少し後ろ向きだったりする自分」――まずはその〝自分〟に気がつき、**自分で自分に適切な休みを入れてあげること**が適応障害にならずに人生を過ごせる第一歩です。

・コラム・

質問をするのが苦手というあなたに

● 質問をしないより質問をして前に進んだ方が良い

質問することが苦手と思ったことがある方、結構いらっしゃるのではないでしょうか。そんな方に質問です。

あなたから質問を遠ざけている一番の理由は何でしょうか？

- 質問が思い浮かばない
- 頭の中をうまく言葉にできない
- 面倒くさい
- 誰に何をどのタイミングで質問すればいいのかわからない
- 質問したいことがそもそも質問していいレベルなのかわからない……

Column

質問できない理由は、人によって千差万別だと思います。そういった人たちにまずお伝えしたいのは、**どんな質問であれ、何も聞かずに何も先に進めないより、何かしらの質問をして前に進んだ方が良い**ということです。

質問せずに答えが出るなら良いのですが、それはなかなか難しいと思いますし、答えが出るまでの時間もかかってしまい、かなりナンセンス。質問をしないという行為そのものが結局は周りの人に気を遣わせてしまうようなことに至るのが現実です。そもそも周りの人からしてみると、質問がない状態で物事が進んでいないと、本人が「わかっていて遅いのか」「わかっていないから遅いのか」の確認さえできないんですよね。ですから、お互いの確認の意味も含めて、うまく質問を使うべきです。

質問の重要性、少し伝わりましたでしょうか？

良い友好関係を築くためにも質問をする癖をつけよう

質問が苦手な理由は大きく分けると、次の2つがあげられます。

①上司の雰囲気など、要は空気を読み過ぎてしまうために、なかなか自分から質問にいくことができない。

②そもそも何を質問していいのかわからない。

（最近はこれに加えて、そもそも質問するまでやる気が出ない場合もあり）

①の空気を読み過ぎるということは、おそらく日本人の多くの方が経験していることでしょう。日本人は良くも悪くも人の気持ちをしっかりと尊重します。ですから、ついつい空気を読み過ぎて（今ちょっと機嫌が悪そうだから、後で質問しようかな……）だったり、（このあいだ先輩も叱責《しっせき》されていたし、この問題を訊いたら空気悪くなるかもしれないな……）だったり、たくさんの憶測を働かせます。

この〝～そう〟や〝～かもしれない〟といったあくまで憶測に過ぎないことを頭の中でどんどん暴走させ、その結果、自分をセーブしてしまうところに結びつけてしまうのです。

Column

でも、自分では空気を読んだつもりで質問をしなかった結果、「なんで訊かなかったんだ！」などと怒られたことはありませんか？

それに対して、身勝手だなと感じたことがあるかもしれませんが、上司としては、むしろどこまでわかっているかの〝ホウレンソウ〟もないままの部下の方が、よほど〝困ったさん〟に認定されることもあるのです。

ですから、もし質問をすることが苦手であるならば、「現段階の進捗状況のご確認よろしいでしょうか??」というような具体的な質問の形でなくてもいいので、**まずはコミュニケーションを取ってみることが大切**です。

質問をするときも、「今お時間よろしいでしょうか？」といった枕詞《まくらことば》を添えれば、もし相手が怒りっぽい人だったり、機嫌が悪いタイミングだったりしたとしても、質問をしたあとに返ってくる怒りも、ある程度は軽減されることでしょう。

そもそも本当は部下に頼られたいと思っている人も多かったりするので、そういう方にはむしろ質問をすることが好印象への近道になったりします。

②の何を質問していいかわからないという人は、そもそもその分野に対する興味が薄い可能性がありますし、本質を理解していない可能性もあります。
そうすると、(こんな質問をして大丈夫かな……)といった不安が押し寄せてきますよね。でも、はっきり言って、質問をせずに大コケしてから「えっ?」となると、もっと大きな問題になってしまうことが少なくありません。だから、むしろ質問をすることで、自分でそのリスクを減らしたくらいに考えると良いと思います。

あとは、枕詞にはっきりと「すごく稚拙《ちせつ》な質問で申し訳ないのですが」と組み込めば怒られる回数も減るはずです。

ちなみに、私が質問をするときによく使うのは、「**例え話を訊いてみる**」と「**今までの経験について話してもらう**」です。「参考にさせてください」と言えば、問題なく教えてくれるはずです。

もちろん、質問をすることがMUSTではないですが、良い友好関係を築くにはもってこいのツールです。ぜひ質問の癖をつけてくださいね。

◆ゴールデンウィークはメンタルヘルスの落とし穴

●ホッと一息つくことで五月病が待っている

新しい環境に馴染むため、必死にがんばった4月を終えると待望のゴールデンウィークが待っています。4月の後半、(あと少しがんばれば、ゴールデンウィークがあるから……)とそこをひとつのゴールとし、耐えるようにがんばったことがある方も多いのではないでしょうか?

そんな方が陥りやすいのが〝五月病〟です。

みなさんも聞いたことがあると思いますが、5月の大型連休の後に心身に不調を感じる状態のことを総じて五月病と呼びます。ちなみに、五月病という呼び方は、医学的に正式な病名ではないのですが、4月の環境の変化と大型連休を経たあとに、調子が悪くなる人が一定数いることから、五月病という言葉が出回るようになりました。

では、なぜ五月病が起こるのでしょうか?

基本的にはストレスが原因とされています。ストレスはもちろん常日頃みんなが抱えているものですが、特に4月という環境の変化が多い時期は、単純な行動の変化はもちろん、立場の変化や人間関係の変化など色々な角度から多くの変化が出てきます。中には、生活リズムを変えなければいけない人もいるでしょう。

そういった変化で受けるストレスは、知らず知らずのうちに身体の中にどんどん溜まっていき、想像以上のストレスを生み出します。ところが、気を張っている4月のうちは、ストレスを感じても身体がそれに反応する余裕もなく、忙しい毎日に忙殺され、症状として表に出てくることがない場合があります。

しかし、それがゴールデンウィークに入り、一度ふと休憩してみると、心身ともに予想外に疲れており、そこではじめて自分の心身に症状として影響してくる――これが五月病です。**休んだことでしっかり身体のSOS機能が働いた**ということです。

五月病の症状を見てみると、次のページのようなものが一番多く表れます。

Check

五月病で多く見られる症状

精神的症状

- ふとやる気が出なくなる
- 漠然とした不安感
- 会社に行きたくない
- イライラ等のコントロールがきかない
- 人間関係が面倒になる

身体的症状

- 日常生活が面倒
- 朝だるくて起き上がれない
- なんとなくやる気がしない
- 外に出るのが億劫《おっくう》

五月病は誰もが陥る可能性がある

五月病は決してマイナーなものではありません。誰しも起こる可能性があります。そして、頭に入れておいていただきたいのは、（休んじゃったことで症状が出たから、休まなきゃ良かった……）という話ではないということです。もともと4月中に疲弊していたけど、「それを発信する機能がバグっていた」もしくは「機能していたけど、見て見ぬふりをしていた」のが、休んだことによって出てきたのです。先ほども書きましたが、SOSが正常に働いた結果だと考えてください。

五月病にかかる人は、真面目に仕事に取り組んでいる人が多いです。**症状に気がつかないくらい真剣に一生懸命取り組んだからこそ、がんばり過ぎてしまい、こうした症状として表れる**のです。

五月病に陥りやすい人

どんな人が特に五月病にかかりやすいか、特徴をあげていきましょう。

最初にあげられるのは「自分の環境に大きな変化があった人」です。進学、入社、仕事の派遣先が変わるなど大きな変化は多大なストレスをもたらします。

それ以外でも、「空気を読もうとし過ぎてしまう人」「真面目で責任感が強い人」「人に質問をすることが苦手な人」「人を頼ることができない、SOSを出すことができないといった気質がある人」は五月病になりやすいために注意が必要です。

五月病の防止とケア方法

五月病に限ることではありませんが、精神的な疾患も他の疾患と同じく予防がとても大切です。特に五月病は「環境の変化」というように原因が明確にわかるため、予防しやすい不調です。

予防の第一歩は、**環境の変化はストレスになるということを自覚しておく**こと。これが何より大切。そして、**休みを取る大切さ**を頭に入れておくこと。

環境が変化したときは、どうしても疲れることが当たり前であるにもかかわらず、「今までの楽しいことも全部継続したい!」と休みを取らずに休日もすべて予定を入れてしまう人がちらほらいます。

ほかにも、「仕事をするのが平日だけだと、なかなかついていけない！」と焦って、休みをすべて返上して仕事をする人を見かけます。

がんばることはとても良いことですし、私も人生において〝今はがんばりどき！〟みたいな瞬間はあると思っています。そんなときは多少無理をすることもやむを得ないかもしれません。

ただ、**無理をしても無茶はしない**こと。具体的には、何かしら体調に変化があったときには必ず休みを取ること。たとえば、「眠りが浅くなっている」とか、「気持ちのコントロールができなくなっている」といったことですね。

しっかり1日休めれば良いですが、それが難しければ、その日はしっかり睡眠時間を取るために、たとえば、「19時以降は一切仕事をしない」と決めるのでも良いでしょう。それでも気になる人は、「ここまでは仕上げる」と終わりを決めて仕事をすること。「それ以上はもう明日！」と決めてしまえば、自分の中で「ここまではやった」という充実感があるので、少し気を楽にして休むことができます。

●スマートフォンなど電子機器の使い過ぎに注意

休み方も大切。「なるべくケータイやパソコンなどの電子機器は使わないこと！」これすごく重要です。

スマートフォンは便利ですが、**使い過ぎは脳疲労を起こします**。好きなことをして「休んでいる」と思いきや、まったく脳を休められていないんです。現代人の9割以上がスマートフォンを所持しているといわれていますが、〝使い過ぎ〟には多くの医師や研究者が警鐘を鳴らしています。

【重大な記憶障害を引き起こす可能性】

ある論文では、「スマートフォンを5分間利用しただけで重大な記憶障害を引き起こす可能性がある」と発表されています。これは健常者64人と軽度認知障害の患者20人を実験群、健常者36人を対照群とし、10個の単語を見せて、それを再現してもらうにあたり、

①スマートフォンを使用する前

②スマートフォンを5分間使用した直後

③スマートフォンを5分間使用してから5分後

という3パターンでスコアを比較するとともに、対照群は最初からスマートフォンを使っていない状態で、実験群と同じ時間間隔でテストを行ったものです。

その結果、実験群の健常者では、②の「スマートフォンを5分間使用した直後」のスコアがもっとも低くなりました。③の「スマートフォンを5分間使用してから5分後」のスコアは、②の「スマートフォンを5分間使用した直後」のスコアよりは良かったですが、それでも①の「スマートフォンを使用する前」よりスコアは低下しました。

一方、スマートフォンを使用しなかった対照群は1回目、2回目、3回目とテストの度にスコアが上昇していきました。

こうしたことから、スマートフォンは**5分間使用しただけでも、人間の作業記憶のパフォーマンスに重大な悪影響を引き起こす可能性がある**と結論づけられています。

【参考】Kalafatakis F, Bekiaridis-moschou D, Gkioka E, Tsolaki M. Mobile phone use for 5 minutes can cause significant memory impairment in humans. Hellenic J Nuclear Med. 2017;20(Suppl):146–154.

【うつ病や自殺のリスクの上昇】

アメリカの中高生50万人以上を対象にした調査では、**スマートフォンなどの使用時間が1日平均5時間以上で自殺念慮や自殺企図などのリスクが上昇**することが報告されています。

アメリカ疾病予防管理センター（CDC）のデータによると、うつ病の患者と自殺者は2010〜15年にいずれも増加しており、10代の女性の自殺率は5年間で65％上昇し、うつ病になる女性は58％増えていたとのことですが、スマートフォンの使用時間を比べてみると、毎日5時間以上スマートフォンを使っている若者のうち、自殺について考えたことがあるか、自殺の計画を立てたことがある人は48％だった一方で、使用時間が1日当たり1時間の場合は29％と優位な差が見られました。また、スポーツや運動、宿題、友人と会うといったことにより多くの時間を費やしていた若者たちは、うつ病と自殺のリスクがどちらも低いという結果が示されました。

【参考】Twenge JM, Joiner TE, Rogers ML, et al: Increases in depressive symptoms, suicide - related outcomes, and suicide rates among US adolescents after 2010 and links to increased new media screen time. Clinical Psychological Science 2018; 6:3–17

【脳画像検査から見られる変化】

２０１７年に開かれた北米放射線学会の第１０３回学術総会および年次総会では、スマートフォンやインターネットへの依存症と見られる10代の若者と、年齢および性別をマッチさせた健康な若者の脳画像を調査した結果が発表されました。

それによると脳信号を抑制または減速させる神経伝達物質であるＧＡＢＡ（ガンマアミノ酪酸《らくさん》）と、神経細胞の電気的興奮を高める神経伝達物質であるＧｌｘ（グルタミン酸／グルタミン）の濃度を測定したところ、スマートフォンやインターネットへの依存症が見られる若者は、**GABAとGlxの比率が著しく増加**していることがわかり、インターネットやスマートフォンへの依存症によってGABAの比率が増加することが、脳内における認知や感情の処理に関連している可能性が示唆されました。GABAはこれまでの研究から、視覚と運動制御、不安を含む様々な脳機能の調整に関与していることが明らかになっており、GABAが多くなり過ぎると、眠気や不安など様々な副作用が発生する可能性が指摘されています。

【参考】https://press.rsna.org/timssnet/media/pressreleases/14_pr_target.cfm?ID=1989

時には何もしないで休むことも大切

これらを見ても、スマートフォンの使い過ぎは脳にマイナスな影響を与えることが、おわかりいただけるでしょう。

スマートフォンを使っている方はわかると思いますが、スマートフォンの中には情報があふれかえっています。ひとつのワードを調べれば、関連する内容が次々とあげられ、飽きることのないようなしくみになっています。特に、AI技術が発達した今、動画サイトでもSNSでも自分が気になるトピックが優先的にピックアップされるようなしくみになっているため、とにかく時間さえあればスマートフォンを見ている人も多いことでしょう。

しかし、人間の脳が一度に得られる情報量は限られていますので、このスマートフォンから流れてくる情報量は明らかに容量オーバーです。

ですから、「休む＝スマートフォンを触る」という生活をしていると、**休んでいるはずなのになぜか疲れる**という状況に至ります。私が大好きなディズニー映画『プーと大人になった僕』で、プーさんは忙《せわ》しなく働くクリストファー・ロビンに次のような言葉を投げかけます。

Doing nothing often leads to the very best kind of something.

【訳】〝何もしない〟は最高の何かに繋がるんだ。

実際、人間の脳には〝デフォルトモードネットワーク〟というものがあり、これは何もせず、休んでいるときに作動するので、スマートフォンを使用しているときはもちろん発動しません。

このネットワークは、主に次の3つの役割を果たしています。

- 自己認識……自分自身を見つめ、自分はこういう人間だと理解すること
- 見当識………今自分が置かれている状況を把握すること
- 記憶…………自分が今まで経験したこと、学習したことを整理すること

もう少し具体的に言うと、

- アイディアがひらめく
- 記憶力などの能力がアップ
- 自分を見つめて、人間関係での悩みやストレスの解消

● 自分や周囲を客観的に見つめることができる
● 自分が今やるべき優先順位が整理できる
● 今までの経験を認識し、ネガティブな気持ちが和らぐ

といった感じです。

ぼんやりしているデフォルトモードネットワークは、いわば次の活動のための準備モード。無意識のうちに今までの自分の脳内を整理整頓して、脳疲労に繋がる状況を緩和してくれています。プーさんの言葉は脳科学的にも真実なのです。

「テンパっている人」、そして「がんばりたい人」ほど、まずは**何もしない休み方をしっかりと覚えてください**。

● 休みが必要と判断するための自分なりの基準を知っておく

どこを基準にして休めばいいかわからないという方は、自分なりの基準を知っておくと良いでしょう。

たとえば、私は水分を摂ることができなくなります。（そんなことあるんだー）と思うかもしれませんが、患者さんに話していると、結構「私も！」という人を見かけるので、もしかしたら読者のみなさんの中にもいるかもしれません。ほかにも、私は10年くらい前にメニエール病にかかり、それ以来、調子が悪くなると耳鳴りが始まるので、その症状もひとつの基準にしています。はじめて罹患したときは（どうしよう……）と思いましたが、今は（自分の疲れ具合を知ることができる基準にしちゃえ！）と思うことで、前向きにうまく付き合えるようになりました。

調子が悪くなったときに最初に出る症状は人それぞれです。自分の中でそれを把握しておくと、〝未病〟の状態で対処できるので、大事に至る可能性が少なくなります。これを知るにも自分自身を客観視する力が必要ですから、やはりデフォルトモードネットワークがなく、ひたすら走り続けるのは有用とは言えません。

● しばらく記録をつけてみると自分の調子を把握しやすくなる

自分なりの基準を今なかなか思いつかないという人は、日記やアプリで今の調子を把握してみると良いでしょう。「自分の元気度」「1日の忙しさ」「その日にしたこと」そして「天気」などを記入しておくと、どんなときに自分の状態が悪くなるのかが把握しやすくなります。

たとえば「精神的につらいと思う前には、必ず肉体的な疲れがあるな」とか、女性なら「月経周期と関係があるな」とか、自分がどんなことが引き金となって調子が悪くなるのかが見えてきますが、そのためには**一定期間、自分の観察をすることが大切**です。

このあと、この本の中でも触れますが、「天気を書く」ことも結構重要なことです。現在、五月病とともに話題となっている六月病は〝五月病の6月バージョン〟という単純なものではなく、梅雨による気圧の変化も大きく関わっているからです。

なんとなく頭痛がすると思ったら、やっぱり雨が降った――そういう経験をしたことがある人もいるのではないでしょうか。気象の変化は、結構身体に負担をかけるものです。そういった意味でも、ぜひ、心身の調子とともに天気も記入しておくと良いでしょう。

● リラックスに繋がるものを取り入れる

　ほかに予防策としてあげられるものは、リラックスタイムを持てるようなものを取り入れることです。五月病に陥っているとき、人間は「がんばらなきゃ」と思い過ぎて交感神経が優位になりがちです。寝る前までとにかく交感神経が働き、自律神経がお疲れモード。ですから、**副交感神経を優位にしてあげる行動**が大切。逆に交感神経を高めるようなことはなるべく避けましょう。

　リラックスできる具体的なものとしては、ハーブティーやアロマなどが良いでしょう。ハーブティーでは「パッションフラワー」や「レモンバーム」「ジャーマンカモミール」がおすすめ。副交感神経に働きかけてくれます。アロマでは「ラベンダー」や「フランキンセンス」「イランイラン」「ヒノキ」などが精神を安定に導きます。アロマの場合、種類によっては肌にも効果があったり、抗菌作用や抗炎症作用があったり色々な効果があるので、興味のある方はぜひ試してみてくださいね。

　ほかには「紙の本で読書をする」「リラックスできるような音楽を聴く」といったこともおすすめです。

なかなか睡眠が取れないという方は、寝る前にストレッチを取り入れると良い効果をもたらします。なお、寝る前に激しい運動をすれば、「疲れて眠れるのではないか」と考える人がいますが、寝る前の激しい運動は、交感神経を優位にさせてしまうため、睡眠には逆効果。ゆっくり呼吸を深められて、心拍数を上げないようなストレッチを心がけてください。

●もし五月病を疑ったら……

体調不良や抑うつ気分がなかなか抜けず、どんどん体が重くなっていく……。

（もしかして……五月病⁇）

そう感じた方にとって一番良くないのは、「気のせいだ！」とか「自分が弱いせいだ！」といって無理矢理がんばり続けることです。その状態でがんばったとしても、普段より効率も悪くなっていますし、集中力も低下しており、なかなか自分の思うように事が進まず、さらに自分を苦しめることになります。いつも以上に残業することになり、休む時間が減り、そんな自分を嫌に思う……悪循環の始まりです。

ですから、**まずはしっかり休む**。そして、休むにあたって大切なのは、とにかく睡眠時間の確保です。いつも以上にしっかりと睡眠時間を確保してください。

ちなみに、睡眠時間の確保というと、「自分は〝寝だめ〟でカバーしているから大丈夫」という人をよく見かけます。みなさんも疲れていると、つい（休日くらいゆっくり寝よう……）とお昼頃まで寝ていたりしませんか？

これはあまり良くない行為です。残念ながら、人間に寝だめ機能は備わっていませんし、休日に寝坊し過ぎると、かえって体内時計のリズムが狂ってしまって、睡眠障害を引き起こす原因になります。

朝は決まった時間に起きて、寝坊するにしても、せめてプラス1時間。寝足りない場合はベッドにつく時間を早めるか、昼寝をすると良いでしょう。昼寝についても、2時間も3時間も寝てしまうと、夜眠れなくなってリズムを崩す原因になりますので、熟睡モードに入らない20分程度の仮眠にとどめてください。

そして、しっかり食事を摂ることも大切。忙しさにかまけて、睡眠と一緒におろそかにしがちな食事ですが、食事をおろそかにすることは、自分で幸福度を下げているようなもの。幸せホルモンとも呼ばれる〝セロトニン〟は必須アミノ酸であるトリプトファンから生成されます。必須アミノ酸というのは、体内では作ることができず、食事から摂取しないといけないものなので、食事をおろそかにしてトリプトファンが不足すると、セロトニンも不足することになるのです。

睡眠も食欲も一緒で、元気がなくなると、「不眠」や「過眠」、「食欲低下」や「食欲増加」といった症状が出てくることがありますが、逆に、**睡眠不足の生活、食事をしっかり摂取しない生活はメンタル不調を引き起こす原因**にもなります。

忙しいときほど「睡眠時間をしっかりと確保する」「食事をおろそかにせずにしっかりと摂る」――この徹底でメンタル疾患の予防に繋げていきましょう。

●最近話題となっている五月病ならぬ「六月病」

〝六月病〟という言葉を聞いたことがあるでしょうか？　近年少しずつネットなど

で話題となっている言葉です。五月病と同様に正式な病名ではなく、症状についても、基本的には五月病と同じと考えていいのですが、六月病の方が若干やっかいだと思った方が良いでしょう。

五月病も六月病も「4月の環境の変化」がきっかけになるという点では同じです。ただ、五月病の人は、ゴールデンウィークの長期休暇のあとに改善しないことで発覚します。

一方、六月病の人も、ゴールデンウィークの長期休暇のあとにまったく疲れていないわけではありません。必死に突っ走ってきて、ゴールデンウィークなどで少し回復した感じになっているだけです。実際には、まだかなり疲れが残っているままなのですが、（でも、仕事はできる状態だ）と仕事を続けます。しかも、自分の中では（ゴールデンウィークで休んだしな……）という気持ちがあり、リフレッシュしたはずだと信じているわけです。

だから、仕事を調整するどころか、むしろフルスロットルでバリバリ仕事をこなそうとします。しかし、休みに入る前の疲れが100％まで回復していない、むしろ「HP《ヒットポイント》10%だったのが30%に回復しました」くらいの状態で仕事に戻るわけですから当然うまくいきません。

そんな自分に対し、（しっかり休んだはずなのに、なんでできないんだろう……）と焦りが募り、さらにその焦燥感で仕事の効率が悪くなり、どんどん負のスパイラルにはまっていきます。

その結果、本当に体が動かなくなり、「仕事に行けなくなる」「睡眠が全然取れなくなる」「会社の帰りの電車でも涙が出てきてしまう」——そういった症状が表れます。五月病に比べて我慢している時間も長いため、症状が重いことが多く、人によってはうつ病に移行し、会社を休職せざるを得ないことも少なくありません。

さらに、6月は梅雨入りを前に天気が不安定なことも多いため、気圧も変動しがちです。後述しますが〝気象病〟と呼ばれるような「天気によって不調の症状が出やすい人」にとっては、6月は生活をしているだけでも心身の負担が大きくなっている季節。また、天気にそんなに影響されやすいわけではない人でも、気圧の変化や、雨の日と晴れの日による温度差などから、6月はどうしても身体に負担がかかりやすい月と言えます。

「症状が重い」「身体の負担が大きい」——この2つが同時に襲ってくるため、**六月病は五月病よりも重症化しやすい**のです。

●六月病の治し方も五月病の治し方と同じ

六月病についても治し方は一緒です。まずは「しっかり休む」「睡眠」「食生活」といった基本的なことを心がけてください。

ただし、六月病の場合、うつ病に移行してしまう可能性が高いです。もし、次のように仕事以外のプライベートでも、満足な生活が送れない状態になっている場合は赤信号。速やかにクリニックを受診することをおすすめします。

- 仕事から離れている間もずっと気分が沈んでいる
- 仕事以外の自分の趣味に関してもまったく楽しいと思えず、休みの日はベッドから起き上がれない

・コラム・

どんな嬉しいこともストレスに!?

様々な行動にストレス係数がついている

人間の行動にはストレスがつきものですが、実はそのストレスが、点数表として可視化されています。

次のページの表をご覧ください。これは精神科医の夏目誠先生がご自身の公式ホームページでも公開している「勤労者のストレス得点」です。

1から65まで順位が示されていますが、番号が若いほどかかるストレスが大きく、この合計得点が高ければ高いほど、今その人が抱えているストレスが大きいということになります。

もちろん、もともとのストレス耐性や性格、周囲の支援などによってストレスの感じ方は異なりますので、ひとつの目安としてご参照いただければと思いますが、こうして見ていくと、11位に「転職」、26位に「抜擢《ばってき》に伴う配置転換」、

Column

勤労者のストレス得点

順位	ストレッサー	点数	順位	ストレッサー	点数
1	配偶者の死	83	34	引っ越し	47
2	会社の倒産	74	35	住宅ローン	47
3	親族の死	73	36	子供の受験勉強	46
4	離婚	72	37	妊娠	44
5	夫婦の別居	67	38	顧客との人間関係	44
6	会社を変わる	64	39	仕事のペース、活動の減少	44
7	自分の病気や怪我	62	40	定年退職	44
8	多忙による心身の疲労	62	41	部下とのトラブル	43
9	300 万円以上の借金	61	42	仕事に打ち込む	43
10	仕事上のミス	61	43	住宅環境の大きな変化	42
11	転職	61	44	課員が減る	42
12	単身赴任	60	45	社会活動の大きな変化	42
13	左遷	60	46	職場の OA 化	42
14	家族の健康や行動の大きな変化	59	47	団欒する家族メンバーの大きな変化	41
15	会社の建て直し	59	48	子供が新しい学校へ変わる	41
16	友人の死	59	49	軽度の法律違反	41
17	会社が吸収合併される	59	50	同僚の昇進・昇格	40
18	収入の減少	58	51	技術革新の進歩	40
19	人事異動	58	52	仕事のペース、活動の増加	40
20	労働条件の大きな変化	55	53	自分の昇進・昇格	40
21	配置転換	54	54	妻（夫）が仕事を辞める	40
22	同僚との人間関係	53	55	職場関係者に仕事の予算がつかない	38
23	法律的トラブル	52	56	自己の習慣の変化	38
24	300 万円以下の借金	51	57	個人的成功	38
25	上司とのトラブル	51	58	妻（夫）が仕事をはじめる	38
26	抜擢に伴う配置転換	51	59	食習慣の大きな変化	37
27	息子や娘が家を離れる	50	60	レクリエーションの減少	37
28	結婚	50	61	職場関係者に仕事の予算がつく	35
29	性的問題・障害	49	62	長期休暇	35
30	夫婦げんか	48	63	課員が増える	32
31	新しい家族が増える	47	64	レクリエーションの増加	28
32	睡眠習慣の大きな変化	47	65	収入の増加	25
33	同僚とのトラブル	47			

夏目 誠、村田 弘「ライフイベント法とストレス度測定」
『公衆衛生研究』42 巻 3 号（1993 年）402 － 412 頁、404 頁　表2より

28位に「結婚」など本人にプラスと思われる事柄も結構上位に入っていることがおわかりいただけるかと思います。

また、57位に「個人的成功」、65位に「収入の増加」が入っているなど、**誰もが望むであろう事柄でも、実はストレスがかかっている**のです。やはりどんな嬉しいことでも〝変化〟はストレスを伴うものなのです。

なお、ここにはすべてを載せきれませんでしたが、ここでつけられている点数は「〜19歳」「20歳〜」「30歳〜」「40歳〜」「50歳〜」と年代によって少し異なります。また、「性別」と「役職別」でも、それぞれ少し異なる点数がつけられていますが、ここでは「全平均」の点数を掲載しています。

ちなみに、この点数表は勤労者を対象にしたものだけでなく、「大学生・短大生」と「主婦」を対象にしたものもあります。このあと掲載しておきますので、ぜひチェックしてみてください。

Column

大学生・短大生のストレス得点

順位	ストレッサー	大学生	短大生
1	配偶者の死	83	89
2	近親者の死	80	85
3	留年	78	85
4	親友の死	77	89
5	100万円以上のローン	72	82
6	大学中退	71	72
7	大きな怪我や病気	69	81
8	離婚	68	79
9	恋人（配偶者）との別離	68	82
10	自己または相手の妊娠	67	73
11	大学入試	65	73
12	婚約解消及び恋人関係の解消	64	81
13	就職試験、就職先訪問	63	82
14	不本意な入学	62	69
15	100万円以下のローン	61	72
16	経済状態の大きな変化	60	67
17	友人関係の大きな変化	59	72
18	卒業論文（研究）	59	71
19	家族の健康や行動上の大きな変化	58	69
20	浪人	58	75
21	単位取得と履修方法の問題	58	65
22	学内試験及びレポートの作成	58	67
23	将来の見通しの大きな変化	56	65
24	先輩、後輩とのトラブル	56	63
25	共通一次試験の成績	54	55
26	結婚	53	46
27	恋人（配偶者）との喧嘩の回数の大きな変化	53	69
28	専攻分野の選択及び変更	53	69
29	アルバイトの責任の大きな変化	52	64
30	自己概念及び自己認識の大きな変化	52	55
31	クラブ（サークル）に入る及び辞める	52	44
32	睡眠習慣の大きな変化	51	63
33	アルバイトを辞めさせられる	51	58
34	自立と責任（自己管理）における大きな変化	51	57
35	両親への依存の大きな変化	51	65
36	大学への入学	50	50
37	教官とのトラブル	50	50
38	転部	50	50
39	自己の人格の大きな変化	50	55
40	性的な悩み	49	53
41	新しい家族メンバーの加入	49	54
42	価値観の衝突や変化	49	56
43	個人習慣の改善	48	57
44	住居及び生活環境の変化	47	54
45	物質の所有とその責任の変化（車の購入など）	47	55
46	アルバイト先で仕事を替えさせられる	46	57
47	同居家族の数の大きな変化	45	51
48	アルバイトの時間や状況の大きな変化	45	57
49	婚約	45	38
50	大学事務とのトラブル	45	58
51	大学への興味及び履修姿勢の変化	44	49
52	通学時間の大きな変化	44	57
53	食生活の大きな変化	43	52
54	親戚とのトラブル	43	50
55	世間（政治、社会）に対する認識の変化	43	47
56	アルバイトをする	42	45
57	デート習慣の変化	40	47
58	目立った個人的達成	39	41
59	恋人（配偶者）との和解	37	38
60	遊びやレクリエーション上での大きな変化	37	43
61	飲酒における大きな変化	37	43
62	社会活動（ボランティア活動など）の大きな変化	34	37
63	学校行事の参加の大きな変化	34	40
64	信号無視などの法律違反	26	21
65	旅行や休暇を楽しむ	24	22

夏目 誠、村田 弘「ライフイベント法とストレス度測定」
『公衆衛生研究』42巻3号（1993年）402－412頁、405頁　表3より

Column

主婦のストレス得点のランキング

順位	ストレッサー	点数	順位	ストレッサー	点数
1	配偶者の死	83	33	妊娠	53
2	離婚	75	33	息子や娘が家を離れる	53
3	夫の会社の倒産	74	33	PTA や自治会の役員になる	53
4	子供の家庭内暴力	73	36	性的問題・障害	52
5	夫が浮気をする	71	37	軽度の法律違反	51
6	夫婦の別居	70	37	夫の転勤・配置転換	51
7	自分の病気や怪我	69	37	300 万円以下の借金	51
7	親族の死	69	37	乳幼児の養育	51
9	嫁・姑の葛藤	67	41	結婚	50
10	夫がギャンブルをする	66	42	子供の成績が下がる	50
11	家族の健康や行動の大きな変化	64	43	住宅ローン	49
12	友人の死	63	43	子供が新しい学校へ変わる	49
12	多忙による心身の過労	63	43	教師・保母との人間関係の変化	49
14	法律的トラブル	61	46	家族との会話の減少	48
14	近所とのトラブル	61	47	食生活における大きな変化	45
16	上司とのトラブル	60	47	体重が増加	45
16	300 万以上の借金	60	49	自己の習慣をかえる	43
18	収入の減少	59	50	レクリエーションの減少	42
18	親族とのトラブル	59	51	個人的な成功	38
20	夫の単身赴任	58	52	自分の昇進・昇格	37
21	親との同居	57	53	体重が減少	36
22	労働条件の大きな変化	56	54	長期休暇	34
22	転職	56	54	技術革新の進歩	34
22	話し相手がいなくなる	56	56	夫の昇進・昇格	33
25	睡眠パターンの大きな変化	55	57	近所の人との和解	32
25	家族メンバーの大きな変化	55	58	夫婦の和解	31
25	夫婦げんか	55	58	レクリエーションの増加	31
25	夫の定年退職	55	60	子供が志望校に合格	30
25	住宅環境の変化	55	60	話し相手が増える	30
30	引越し	54	62	家族との会話の増加	29
30	仕事を辞める	54	63	収入の増加	28
30	子供の受験勉強	54	63	子供の成績が上がる	28

夏目 誠、村田 弘「ライフイベント法とストレス度測定」
『公衆衛生研究』42 巻 3 号（1993 年）402 − 412 頁、407 頁　表４より

◆梅雨の天気がもたらす不調にご用心

●雨でジトジトする梅雨にやってくる天気痛について

梅雨になると、(なんとなく調子が悪くなる……)という人はいませんか?

この調子の悪さは、「梅雨で雨が多いこと」や「日照時間が減って、なんとなく悲しい気持ちになる」といった曖昧な理由だけではありません。実は、日本人の半数以上の人が、梅雨に「不快感」「倦怠感」「だるさ」といった不調を感じたことがあるという調査結果もあります。その理由は次の3つです。

- ●低気圧
- ●寒暖差
- ●湿邪《しつじゃ》

それぞれ解析していきましょう!

【低気圧】

梅雨の時期は、低気圧が続きます。この本の最初に書きましたが、私たちの体を保つための機能に〝自律神経〟があります。自律神経には交感神経と副交感神経があって、いつもバランスを取って作用していますが、やる気モードで日中活動しているときは、交感神経が優位に働きます。一方の副交感神経は、いわゆるおやすみモード。就寝前、家でゆっくりリラックスしているときは、副交感神経が優位に働いています。

そうした中、梅雨の気圧が下がったときに、体の中がどうなるかというと、外からの圧力が減った分、血管が膨張します。そこで自律神経がきちんと機能していると、交感神経が働いて、膨張した血管を収縮させようとします。

ただ、現代人は毎日緊張やストレスを強いられる生活をしていますし、SNSなどを通じてずっと情報過多な状態にあります。そのため、脳が休んでいる時間があまりありません。先ほども言いましたが、仕事の休憩時間にスマホを見ていると、脳は全然休憩できていないんですね。

現代人はこのように、常に自律神経が乱れやすい環境にあります。そのため、低気圧に伴い、**交感神経が優位になりすぎると「頭痛」や「めまい」**などを覚えますし、**副交感神経が優位になりすぎると「眠気」や「気だるさ」**などを覚えることになります。また、睡眠のリズムが崩れて、気分もマイナスになりがちです。

【寒暖差】

この時期は、雨の日には体感温度がぐっと下がったり、晴れの日には真夏のような暑さになったりと、日によってかなりの寒暖差が出ます。また、一日の中でも朝夕と日中の気温差が激しく、体温調節が難しい時期です。

成人の平熱は、大体36度から37度前半くらいに保たれるように〝ホメオスタシス(恒常性《こうじょうせい》)〟のしくみが備わっています。先ほど自律神経についてお伝えしましたが、体温を一定に保つのも自律神経の仕事です。

多少の温度の変化であれば、ホメオスタシスが機能するため問題はありません。しかし、寒暖の差が大きくなったり、一日の間での変動が大きかったり、コロコロ変わったりすると、**体温を一定に保つための自律神経の働きが必要以上に活発に**なります。その結果、過剰にエネルギーを消費することになり、体に疲労が蓄積してしまうのです。

【湿邪】

雨が降り、湿気が多くなるこの時期は、東洋医学では〝湿邪〟の季節。

普段私たちは、発汗して身体の熱を放出し、体温調節をしていますが、湿度の高い環境では、十分に汗をかくことができません。その結果、**体内に余分な水分や老廃物が溜まりやすくなり、血の巡りが滞りがち**になります。

東洋医学では、湿度や湿気によりこのような不調が引き起こされることを〝湿邪〟と呼びます。具体的には、「頭痛」「消化不良」「便秘」「むくみ」など様々な不調が表れます。

こうしたことから、梅雨は調子が悪くなりやすい季節なのです。

●梅雨に負けないケア方法

それでは、梅雨に負けない心と体を作るためのケア方法をご紹介します。

【食事に気をつける】

冷たいものは、湿邪の原因になります。また、湿邪は胃腸に影響を与えやすいため、刺激物や塩辛いもの、生ものもあまりおすすめできません。梅雨はもともと食品が傷《いた》みやすい時期でもあるので、できるだけ火を通して食べてください。野菜も、生野菜より温野菜がいいでしょう。

この時期の体は、体温調節や気圧との戦いで想像以上に疲れています。疲れを解消するために、「魚」「鶏肉」「もも肉」「大豆」「乳製品」などタンパク質が豊富なものをしっかり摂り、炭水化物などもバランス良く食べましょう。

【自律神経を生活習慣から整える】

どうしても乱れがちな自律神経を整えるのは、日常生活から。

お仕事モードのときには交換神経が、リラックスモードのときには副交感神経が優位に働くように自律神経に働きかける生活習慣を心がけましょう。

具体的には、次のような習慣です。

- 朝起きたらカーテンを開けて日光を浴びる（一度、窓も開けると良い）
- 雨や曇りでも部屋を明るくする
- 朝食をきちんと摂る
- 休みの日でも家にこもらない
- ウォーキングなどの軽めの運動を心がける
- 寝る前にスマートフォンやパソコンの光を浴びない
- 仕事を終えてから、ハーブティーを飲むなどリラックスタイムを作る
- 夜は遮光・無音で寝る環境を整える

難しいものもあると思いますが、できるところから心がけてください。

【東洋医学的なアプローチも】

東洋医学的なアプローチとして、**漢方薬を試してみる**のもいいと思います。東洋医学からみると湿邪の時期は、水はけが悪い、いわゆる〝水滞《すいたい》〟の状態になっています。さらに、この湿邪は胃腸へ影響をもたらしやすいので、それを踏まえて〝余計な水分を排出し、健胃《けんい》作用のあるもの〟を選ぶと良いでしょう。

たとえば、なんとなくのだるさとともに胃の違和感を感じる方には「六君子湯《りっくんしとう》」。食欲が落ちている方にもおすすめです。また、頭痛やめまい、むくみや吐き気が気になる方は「五苓散《ごれいさん》」。梅雨になると関節が痛んだり、水疱《すいほう》を伴う湿疹などの皮膚症状が出る方は「越婢加朮湯《えっぴかじゅつとう》」がいいでしょう。

身体の中に水が滞る水滞の状態は〝水毒《すいどく》〟とも言いますが、「身体が気だるい、重い」「頭痛」「めまいや立ちくらみ」「酔いやすい」といった症状がサインですので、これらが気になる人もぜひ試してくださいね。

漢方薬は症状によってパーソナライズするものなので、お時間がある方はクリニックに行ってみるのもいいと思います。

また、この時期にあったツボもひとつご紹介します。
「照海《しょうかい》」と呼ばれる足にあるツボで、身体の水はけをよくしてくれます。場所は、内くるぶしから指1本分下のところです。そこをゆっくりと押してみてください。

オススメのツボ

照海
（しょうかい）

照海を押すと様々な効果が期待できますが、血行も良くなりますので、婦人科系の疾患にも効果があったりします。

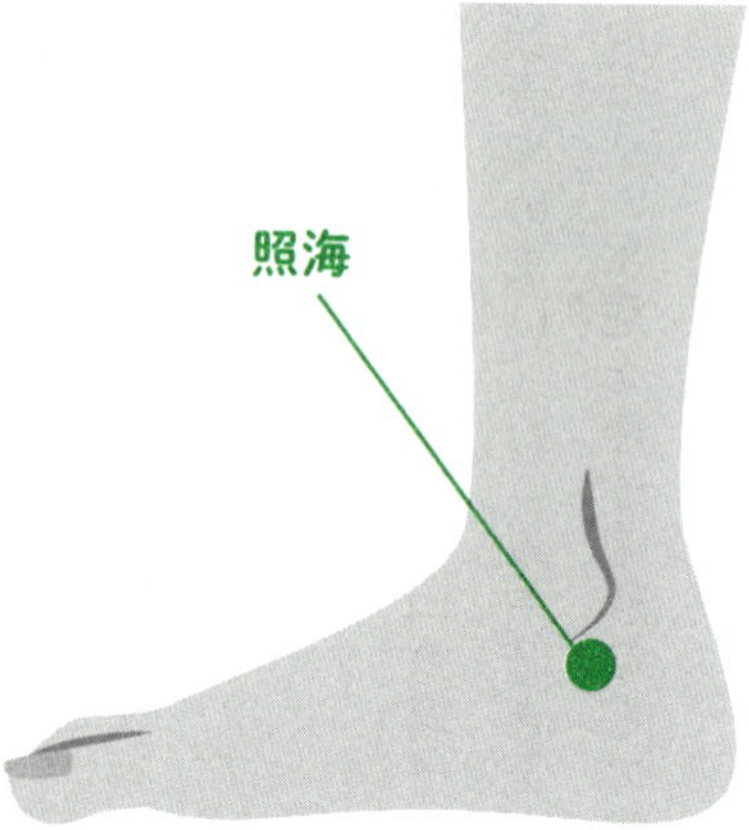

●気圧の変化は意外なところにも潜んでいる

実は、天気以外でも、気圧の変化が体に影響を与えることは日常に潜んでいます。

一例として、私の実体験をお話しします。

ちょうど引っ越しを考えていたとき、「せっかくだから色々マンションを見てみたい。とはいえ、仕事を休むわけにもいかないから1日で回れるだけ回ろう！」と意気込んで出発したことがありました。物件のいくつかは高層マンションで、高いところだと30～40階のところに目的の部屋があったため、結構な高さでした。（狭い部屋はマンションの下の方の階にあると思っていたら、ファミリー層向けではない部屋は、意外と上層階だったりするマンションもあるんですね）

そんなわけで数件のマンションを訪問したのですが、訪問しているうちに、頭痛と立ちくらみのような症状が出てきました。しばらく休んだら症状は改善したのですが、結構苦しくなったのを覚えています。

気圧は地上から上空に上がるほど低下し、100メートル上がるごとに約10ヘクトパスカルほど下がります。マンションの作りによって差はありますが、不動産屋さんによると、だいたいタワーマンションの25階くらいが地上100メートルに当たるそうです。ですから、25階に上がると地上にいるときより約10ヘクトパスカル気圧が低下し、高層階に上がれば上がるほど地上との気圧差は大きくなります。

この気圧変動がどの程度の変動にあたるか、一例を出すと次のとおりです。

- 2019年5月21日：大雨警報が出ていた東京の昼の平均気圧
  1000・1ヘクトパスカル
- 2019年5月20日：曇りだったその前日の東京の昼の平均気圧
  1013・3ヘクトパスカル
- 2019年5月17日：直近で晴れていた日の東京の昼の平均気圧
  1017・2ヘクトパスカル

この数字を見る限り、約10ヘクトパスカルの気圧の低下は、日常的に体験している範囲です。そのため、高層階に住むことで、誰もが気圧の変化による何らかの体調不良を覚えるわけではありません。

私の場合、10年弱前からメニエール病と耳管開放症《じかんかいほうしょう》という耳の病気があり、そのせいか気圧の変化に割と過敏に反応します。普段、産業医を務めている企業に出向くために高層ビルにも行きますが、そのときは気圧の影響を受けていると考えられる症状は出ていません。また、高層マンションに住んでいた時期もありますが、日常生活を送るくらいでは、症状は出ていませんでした。おそらくこのときは**1日に何回も、しかも短時間に上下した結果、気圧の影響を受けてしまった**ようです。

ですから、必要以上に注意する必要はないですが、普段から天気によって過敏に影響を受けてしまう方は、そういった影響も少し考慮して住む場所を考えると良さそうです。

ちなみに、最近の日本では高速かつ長工程のエレベーターに乗った際、気圧差によって生じる〝耳が詰まったり、塞《ふさ》がったりするような耳閉感《じへいかん》〟の症状を解消するため、エレベーター内の気圧調整技術を開発し、耳詰まりを軽減しているそうです。日本の技術力は「あっぱれ！」という感じですね。

・コラム・

その立ちくらみ、本当に貧血？

貧血の医学的な定義は血液中のヘモグロビンが低下している状態

診察をしていると、「貧血で倒れちゃうことが昔からあって……」とか、「最近貧血みたいで立ちくらみがするんです」という声をよく耳にします。

しかし多くの場合、それは貧血ではなく、脳貧血（起立性低血圧）の症状です。みなさんは貧血をきちんと理解できているでしょうか？

貧血の医学的な定義は**血液中のヘモグロビンが低下している状態**を指します。

健康診断を受けたときの血液検査の結果がある方は、ぜひ一度みていただきたいのですが、結果表にHb（ヘモグロビン）と書かれた項目がないでしょうか？

基準値は男女で差があり、次のように定められています。

男性……14～18g／dL

Column

女性……12〜16g／dL

ヘモグロビンは赤血球に含まれ、体中に酸素を運ぶという重要な役目を果たしている物質です。特に女性が低下しがちなのですが、基準値の12g／dLを下回ったからといって、すぐに症状が出るわけではありません。実際、11g／dL台の女性は結構多く、症状として出ている場合は、10g／dLを下回っていることが多いです。

ヘモグロビンの低下で出る症状は「立ちくらみ」や「意識が遠のく感じ」ではありません。そういった症状の多くは、「血管迷走神経反射」という現象により、一時的に血圧が低下し、脳に行く血液量が減ることにより起こるものです。なお、「脳貧血」と呼ばれることもありますが、これは正式名称ではありません。血管迷走神経反射では、ほとんどの場合、数分座ってゆっくり休めば改善し、ヘモグロビンの量とは関係なく起こります。血管迷走神経反射の原因は様々ですが、ストレスや痛み刺激、睡眠不足などで起こることがあります。

もっとも多い貧血は鉄欠乏性貧血

では、本来の貧血の症状とはどのような症状でしょうか？

貧血の原因もいくつかに分類されるため、一概には言えませんが、もっとも頻度が多いのは鉄不足による「鉄欠乏性貧血」です。鉄はヘモグロビンを作るために必要な材料なので、**鉄不足になるとヘモグロビンが減少し、貧血になります**。

こうした徐々に起こるような慢性的な貧血の場合、「立ちくらみ」や「失神」「ふらつき」などの症状よりも、「疲れやすい」「息切れ」「元気が出ない」といった症状が多く、鉄欠乏性貧血では、布団に入ると脚がムズムズして眠れなくなることや(「レストレスレッグス症候群」や「むずむず脚症候群」と呼ばれます)、頭痛、また場合によっては、抑うつ気分の原因になっていることもあります。

貧血と脳貧血の違いをきちんと認識しておこう

貧血の症状と脳貧血の症状、こうしてみると全然違いますよね。最初に書い

Column

た〝クラクラする感じ〟や〝血の気が引くような感じで気持ち悪い〟という訴えを、どちらが原因か当てはめてみると、一目瞭然で脳貧血の方です。満員電車の中で顔が青くなって気分が悪くなる人や、朝礼などで長時間立っていたときにいきなり倒れるといった人も、これが原因です。

同じような名称で呼ばれているため、**脳貧血ではない本当の貧血の症状が出ていても、それを貧血と認識せずに放置している場合も多くあります。**

特に月経のある女性はヘモグロビンが不足し、貧血になりやすいので、疲れやすかったり、息切れを起こしやすかったり、抑うつ気分を感じたりしている方がいたら、一度血液検査を受けてみるのもアリかなと思います。月経の量が多い自覚のある方は、さらに注意するようにしましょう。

ちなみに、「月経の量って人と比べられないから、多いかどうか基準がわからない！」という女性を見かけますので、簡単にわかる見分け方を記しておきます。

- 日中でも夜用のナプキンを使う日が月経期間中に3日以上ある
- 普通のナプキン1枚では1時間ももたない
- 夜用ナプキンをして就寝し、途中でナプキンを代える必要がある
- レバーのような大きな血のかたまりが混ざる

これらが当てはまる方は、月経過多と考えた方が良さそうです。

そのほかにも、

- 以前よりも経血量が増えている
- 月経期間が長引いている
- 不正出血がある

こうしたことが当てはまる方も貧血になりやすいですし、もしかすると子宮筋腫など婦人科系の疾患が隠れている可能性も考えられます。当てはまる方は、

一度婦人科で相談しておくと良いでしょう。

また、貧血の治療のために薬を処方されても「気持ちが悪くなる」という理由でやめてしまう方がいますが、今は鉄分が含まれるグミなどのサプリメントも売っていますし、処方薬でも気持ち悪くならずに鉄分を補える別の薬もありますので、一度病院で相談してみてください。

月に1回訪れるPMSがメンタル不調の原因の可能性も!?

●かなり多くの方が悩んでいる月経前症候群（PMS）

この本では、季節によって周期的に訪れるメンタル不調のお話をしていますが、女性に限っては、月1回訪れる月経によってメンタルも含めた不調が訪れる月経前症候群（PMS）というものがあります。〝周期的に訪れる〟という共通点がありますので、ここに記しておこうと思います。

月経前症候群（PMS）とは、月経前の3〜10日間くらい続く精神的あるいは身体的な不調のことで、その症状は様々ですが、月経が始まると軽快ないし消失していきます。公益社団法人日本産科婦人科学会によると、日本では月経のある女性の約70〜80％が月経前に何らかの不調を自覚しており、特に思春期の女性に多いとされています。

また、かなり前のものですが、20歳から49歳の日本人女性1187名を対象に行われた調査では、生活に困難を感じるほど強いPMSを示す女性の割合は約5％と報告されています。約20人に1人が日常生活に大きな支障が出るくらいのつらい症状に悩まされているんですね。

あわせてその調査では、全体の1.2％はPMSの中でも特に精神症状が強い、月経前不快気分障害（PMDD）であることが報告されています。このPMDDとは、PMSの中でも感情の浮き沈みやイライラ、急に涙が出てくるといった症状が出てくることを指し、そうした症例が多く報告されるようになったことから新たに名称がつけられたものです。

Column

ＰＭＳの原因は、女性ホルモンの変動が関わっていると考えられています。女性の身体の中ではある一定の周期で、ホルモンのバランスが調整され、妊娠するための準備が行われています。女性は排卵（月経と月経のちょうど間くらいの時期に卵子が卵巣から出てくることを指します）から月経までの期間にエストロゲン（卵胞ホルモン）とプロゲステロン（黄体ホルモン）と呼ばれる2つの女性ホルモンが多く分泌されます。

そして、妊娠した場合、このホルモンが多く分泌されたまま維持されますが、妊娠しなかった場合、受精卵が子宮の中で生き残る環境が必要でなくなるため、ホルモンが一気に低下し、月経が起こります。

この一連の**婦人科系ホルモンや神経伝達物質の上下がＰＭＳの原因**と考えられています。

【参考文献】Takeda T, Tasaka K, Sakata M, et al. Prevalence of premenstrual syndrome and premenstrual dysphoric disorder in Japanese women. Arch Womens Ment Health 2006; 9: 209-212.

●ＰＭＳの症状は精神症状と身体症状の大きく2つに分けられる

ＰＭＳの具体的な症状は、大きく精神症状と身体症状の2つに分けられます。

【精神症状として】

情緒不安定、急に涙が出てくる、イライラが止まらない、抑うつ気分、漠然とした不安、眠気、集中力の低下、睡眠障害など

【身体症状として】

のぼせ、食欲が止まらない、めまいや立ちくらみ、倦怠感、下腹部痛や腰痛、頭痛、むくみ、乳房の張りなど

前述したように、精神症状が強く出る場合には、ＰＭＤＤと言われますが、ＰＭＳの診断をするうえでのポイントは、ここにあげたような症状が月経前に毎月表れ、月経開始とともに和らぐかどうかです。

Column

月経に関わる不調は自分でわかっていても、もちろんコントロールできるわけではないですし、「男性にはなかなか伝わらない」「個人差がある」といった理由で一人で抱え込んでしまう方も多いのが現状です。

しかし、**自分がいつ頃調子が悪くなるかを知っておくことは、PMSの診断に重要**です。メンタルクリニックで診察をしているとき、問診のひとつとして、「月経周期との関連はありますか？」という質問をするのは、このPMSという鑑別をする必要があるからなのですが、そうすると、意外と自分の月経周期を把握していない人が多いことに気がつきます。月経について周りの人や家族と話す機会はあまりないかもしれませんが、女性にとって月経は切っても切り離せないものですし、もし将来妊娠を望むのであれば、そのときになってからではなく、若いうちから常にケアしておきたいことでもあります。

ですから、PMSがある方もない方も、自分の月経周期はある程度把握しておいて、もし何かしら毎月症状がある方は、周期と症状を記録しておくと良いでしょう。

● セルフケアや薬による治療

【セルフケア】

治療法は薬によらない範囲では、まずは先ほどお話ししたように日記をつけることです。病状を理解し、把握することで、対処しやすい環境を作ります。

たとえば、PMSの症状と付き合うために、その時期は「なるべく残業をしないようにする」「用事を入れない」といった具合です。

さらに、自分のリズムを知ることで、気分転換やリラックスにあてる時間を多めに作るなど、自分に合ったセルフケアを探してみてください。

また、カルシウムやマグネシウムを積極的に摂取し、カフェイン、アルコール、喫煙は控えた方が良いといわれています。

【ピルの服用】

それでもなかなか症状が改善しない場合は、薬による治療をおすすめします。

PMSは排卵が起こり、女性ホルモンの大きな変動があることが原因と考えられますので、「排卵抑制療法」といって、薬の服用によって排卵を止めて、女性ホルモンの変動をなくすことで症状を軽快させる方法があります。

服用するのは、「低用量経口避妊薬（OC、低用量ピル）」や「低用量エストロゲン・プロゲスチン配合薬（LEP）」です。この2つの違いは、避妊目的なのか、生理痛や生理不順、PMSなど生理にまつわる症状改善のためかというところにあり、どちらも一般的に言うと「ピル」と呼ばれるお薬です。

ピルを使うことには、まだまだ抵抗がある方もいるかもしれません。しかし、私としては、ピルは症状緩和に繋がるとても良い薬だと思っています。実際、私も月経不順に対して、ピルを服用していた時期がありますが、毎月規則的に月経が来ることで月経の周期がわかりましたし、月経量も少なく、気分の浮き沈みもかなり軽減されたため、非常に助かりました。

ピルはどうしても〝妊娠しないための薬〟というイメージが先行してしまいがちですが、女性の強い味方です。ただでさえ、月経中は洋服を気にしたり、そもそも〝血が出ている〟というだけでお風呂もトイレもなんとなく気を遣います。今の超低用量ピルには、月経自体を「3カ月に1回起こすようにする」なんて便利なものまであるんです。QOL（生活の質）をあげる意味でも非常に有用ではないでしょうか。

副作用として、むくみが出たり、血栓《けっせん》のリスクが上がるといわれているので、喫煙者や年齢、既往歴によっては注意が必要ですが、そこをクリアしている方は試してみる価値があると思います。

将来の妊娠について心配される方がいらっしゃいますが、排卵を止めるのは服用している期間だけの一時的なものですので、**服用を止めると排卵が回復し、その後の妊娠には影響を与えません。**

【漢方薬】

喫煙をしている方や、ピルにはどうしても抵抗があって……という方には、漢方薬をおすすめします。〝女性三大処方〟と呼ばれる「桂枝茯苓丸《けいしぶくりょうがん》」「加味逍遙散《かみしょうようさん》」「当帰芍薬散《とうきしゃくやくさん》」を筆頭に、症状に合わせて、不眠が強い方には

Column

「加味帰脾湯《かみきひとう》」、体力がかなりあって便秘も強い方には「桃核承気湯《とうかくじょうきとう》」など、症状に合ったパーソナライズな処方ができます。

私が診察する患者さんで、薬に抵抗がある方でも、漢方薬は牡蠣《かき》の殻やミカンの皮、ナツメなど生活に密着したものが生薬《しょうやく》として使われているので、抵抗なく始められると言ってくださいます。

また、**漢方薬の大きなおすすめポイントとして、身体の中から体質改善をしてくれることがあげられます**。たとえば、PMSの治療のために漢方薬を内服したのに、にきびが改善したり、冷え性が改善して手足が温かくなったりと、薬と症状が一対一ではなく複合した作用を見込むこともできます。

もちろん、そのためには病院で選んでもらった方が良いですし、漢方薬も薬ですから、副作用がまったくないわけではありません。それに、選び方を間違えると身体にかえって負担がかかる可能性もあります。ドラッグストアで自分で選ぶのもいいですが、クリニックで先生と話し合って自分に合うパーソナライズな漢方薬を処方してもらうことをおすすめします。

【その他】

薬に関しては、このほかにも痛みに対して内服する「鎮痛剤」がもっとも周知されていると思います。自分で市販薬を購入して服用している人も少なくないでしょう。

また、イライラしたり、急に全部が悲しくなったりする精神症状には、「抗うつ薬」も有効です。中には、症状が表れる時期だけ内服するという患者さんもいらっしゃいます。

常に向き合わないといけないものだからこそ、つらい症状で悩んでいる方はそのまま放置せず、一度クリニックで相談してみてくださいね。

夏

Summer Mental

〜太陽の日差しがまぶしい時期〜

ジメジメした梅雨が明けて、夏がやって来ました。太陽の日差しが照りつけ、元気いっぱいアクティブに！——そんなイメージの季節ですね。私も夏は大好きです。なんとなく明るい気持ちになれます。

しかし、そんな夏でも気をつけないといけないことがあります。

厳しい暑さが続くと、夏バテをしてしまうことがあるのは、みなさんもよくご存じのことと思いますが、夏バテのような症状が出ても、それが本当に夏バテとは限りません。実は、メンタルの不調が原因のこともあるんです。それを**夏バテだと思って、見過ごしてしまう**ケースがありますので、ご注意ください。

◆夏バテと勘違いしないで！　夏季うつ

●実は夏はうつになりやすい⁉

詳しいことは冬のシーズンにお話ししますが、人間が**幸せと感じることができるセロトニンの分泌と日照時間は密接な関係性**があります。ですから、日差しがまぶしい夏は、気分が明るくなりやすいのも納得です。

しかし、そんな季節にも落とし穴が。暑い中「気分も晴れやかに！」となるはずが、「なんとなく身体が重い……」「食欲がない……」「気分が晴れない……」

（あら、夏バテかな？）

そう思ったことはないでしょうか？

そうした不調が一時的な症状であれば、少し休養を取って様子を見れば2～3日で自然に回復すると思いますが、休んでも全然良くならないまま、2週間以上症状が続く方や、急に涙が出てくるなどの精神症状が出てくる方。また、振り返ってみると、毎年この時期にこうした症状が出てくるといった方は注意が必要です。

●季節の影響で気持ちの浮き沈みが出ることがある

夏バテと混同しやすい疾患に「夏季うつ」と呼ばれるものがあります。この夏季うつは、医学的に正式な名称ではなく、医学的には「季節性感情障害（Seasonal Affective Disorder）」に分類されるものですが、名前の通り、**シーズンに影響を受けて気持ちの浮き沈みが出る**という疾患です。

夏季うつでは、心理的に明らかなストレスやショックを与える出来事、負担の大きい環境変化といったものがないにもかかわらず、夏になると気分の落ち込みや意欲低下などの症状が出ます。だんだんと暑くなってくる6月くらいから徐々に症状が出現し、残暑が残る9～10月頃になると自然と回復していくのが特徴。通常のうつ病と同様に、男性よりも女性に起こりやすいと考えられています。

夏季うつの症状としては、次のページのようなものがあります。

Check

夏季うつで見られる症状

- 鬱々とした気分や憂鬱感
- 寝つけない、途中で起きる、または過眠（寝過ぎてしまう）
- 食欲が低下する、もしくは増加する。それに伴う体重の変化
- 集中力や注意力の低下
- ミスが多くなる
- やる気が出ない
- 起き上がろうとしても、なかなかベッドから起き上がれない
- とにかく体がだるい
- もともと興味があったことに対して興味がなくなっている、もしくは楽しめていない
- 焦燥感やイライラ、もしくは漠然とした不安といった感情をコントロールできない

睡眠に関しては、どちらかというと寝つけなかったり、途中で起きてしまったり、睡眠時間が短くなる方が多い傾向にあり、食欲も増進するよりは低下する方が多い傾向にあります。症状は基本的にうつの症状と同じですが、〝夏〟に毎年繰り返しているということが一般的なうつと大きく違います。

改めて列挙してみても「やる気が出ない」「集中できない」「食欲低下」「身体のだるさ」といった症状は夏バテでも同様に出るため、周囲から見ると夏バテと勘違いしてしまいやすいですし、自分でも（疲れて気分も上がらないのかな？）と軽く考えてしまいがち。そのため、自他ともに夏季うつだと気がつかず、流してしまうことも多い疾患です。

しかし、夏バテは何週間も続きませんし、休みを入れれば身体は復活します。夏季うつになると、少なくとも数週間単位で症状が続きますし、少し休んだところでなかなか症状が改善しません。また、周囲には気がつかれにくいメンタル面の落ち込みや不安、普段は感じないようなイライラ感などは、夏バテではなかなか出ない症状です。

●「夏季うつ」にしっかり対策しましょう

夏季うつの対策も、**まずは自分で気がつくところから**。もし、この本を暑い時期に読んでいただいていて、なんとなく夏になってから気分が全然上がらないと感じている方がいらっしゃれば、ぜひ、今までの自分はどうだっただろうと思い返してみてください。

（そういえば毎年夏になるとこんな感じかも……）

と気がついたら大きな一歩！　**夏バテと混同しやすい夏季うつは、まず自覚できることが一番重要**です。私の患者さんでも、「この時期に必ず調子が悪くなる」と自覚していて、暑くなる時期だけメンタルクリニックに通って対策している方もいらっしゃいます。

●夏季うつの予防法

日常生活の中でできる予防法は、次の5つが代表的です。

- 適切な休息と睡眠
- 日光を浴びる量の調整
- 快適な室温・湿度を保つ（冷房の使用や適切な風通し）
- 適度な運動を朝などの涼しい時間に取り入れる
- バランスの取れた食事を同じ時間に摂る

【適切な休息と睡眠】

まず睡眠に関しては、環境を整えることがとても大切です。

「最近眠れないんです……」とか「朝早く目覚めるようになってしまって……」という方に「温度は適切にしていますか？」「朝、日差しが入らないようにしていますか？」と訊くと、「冷房は寝る前に切ります」だったり、「遮光カーテンはつけていないので、結構日差しが入ってきます」だったり、環境を整えることができていない答えがしばしば返ってきます。

そもそも眠っているとき、人間の体温は通常より下がっているので、暑過ぎる状態で起きてしまうのは当然のことです。

また、睡眠には、体内で放出される「メラトニン」という物質が大きく関係しています。睡眠のリズムをつくる物質のひとつがメラトニンで、昼間は血中濃度が低く、夜間は高くなります。言ってみれば、このメラトニンが〝1日の長さ〟を決めているんです。

朝、人間の体に太陽の光が届くとメラトニンの分泌がストップして、その時点から体内時計がスタートします。さらに、その16時間後の夜に眠くなるようにリズムが整えられています。ですから、**いい睡眠を取るには、毎朝同じ時間に目覚めることが大切**なんですね。そうやって毎朝のスタートを揃《そろ》えることで、規則正しく生活することができるんです。

しかし、ずっと部屋のカーテンを閉めたままで光が得られないと、目覚めも寝つきも悪くなってしまいますし、逆に常に日光が入ってくる環境にしていると、変な時間に目覚めるようになってしまいます。人間の体は環境にとても素直です。良くも悪くも、光が睡眠に影響するので、意識して脳に光を届けてみましょう。

【日光を浴びる量の調整】

「太陽を浴びることって良いことじゃないの？」と思った方。それは確かに正解です。前述したとおり、日照時間とメンタルには大きな関連性があり、日光を浴びないと抑うつ気分になる原因となることも。身体面でも、骨に重要なビタミンDは日光を浴びることで合成されます。しかも、直射日光であるという条件付きのため、ただカーテンを開けてクーラーのもとにいるだけでは、生成することができません。

ですから、**日光を浴びることはとても大切なのですが、何でも適切な量があります。**気温が高い夏の時期に外出して日差しを浴び過ぎると疲労感が溜まり、夏季うつや夏バテを引き起こしやすくなります。さらに夏の厳しい日光は疲労感を増長させるため、日光の浴び過ぎには注意が必要です。

日光を浴び過ぎて上がった体温を下げるには、首や手首、脇の下、ひざの裏側などを濡らしたタオルや保冷剤で冷やすのが効果的です。

【快適な室温・湿度を保つ】

猛暑による熱中症を防ぐためにも、エアコンの使用は欠かせません。エアコンをつけると、「乾燥して嫌いだ！」という人もいますが、扇風機だけでは室内でも熱中症の危険性がありますし、身体に余計負担がかかります。

とはいえ、温度を低くし過ぎるのも体には負担となります。屋外にいた暑い状態から、急にエアコンが効き過ぎてキンキンに冷えた部屋に入ることを繰り返すと、人間の身体は恒常性といって、常に身体を一定の状態に保とうとする機能を持っているので、その温度に保とうと、どんどん体力を消耗します。

寒過ぎず、暑過ぎず、**適切な室温に設定するとともに、外出先にはカーディガンやストールなどを持参して、体温調節をできるように準備**しましょう。

【適度な運動を朝などの涼しい時間に取り入れる】

冒頭にお話しした自律神経はここでも重要。副交感神経と交感神経のバランスを整えるために手軽にできる有酸素運動を行いましょう。（私はあまり体力がないから夏なんかに運動したらすぐバテちゃう……）と思っている人も、だからといって運動をしないのは、さらなる体力不足の原因に。夏バテ予防として**軽い運動を日常生活のちょっとした行動に取り入れる**ことを心がけてみてください。

たとえば、こんなことでも構いません。「塵《ちり》も積もれば山となる」です。

- ウォーキングやジョギングをする
- エレベーターやエスカレーターの代わりに階段を利用する
- 夕方など比較的涼しい時間に1駅分歩く

もちろん、夏の暑い炎天下、日陰のないところで運動をするには、熱中症に罹患しないように一定の注意を払うことが大前提です。服装には気をつけたいですし、今は首元を冷やすグッズなども売っていますから、そういった冷感グッズをうまく使い、さらにスポーツドリンクなどで水分や塩分補給をこまめに行いましょう。

また、あまりに気温が高い日や体調が優れないときには無理をせず、自分の体調に合わせて運動をするかどうか、どのくらいするかも調整してくださいね。（今日の自分はどのくらい元気かな？）（天気はこんな感じだから、このくらいの運動をしてみようか）と自分で少し考えながら運動をしていると、だんだんと自分のペースがつかめてきます。

なお、万が一、立ちくらみやこむら返り（足がつる）、手足や唇のしびれといった熱中症の症状が出た場合は、速やかに涼しい屋内に移動してください。

【バランスの取れた食事を同じ時間に摂る】

最後に食事について。夏は食欲が落ちやすいため、栄養バランスも乱れがちです。意識して栄養バランスを整えるようにしてください。

幸せホルモンと呼ばれる〝セロトニン〟を増やすには、その前駆物質《ぜんくぶっしつ》であるトリプトファンを摂ることがすごく大切です。トリプトファンを多く含むおすすめ食材は、こちらの5つ。

●魚
サーモン、マグロ、サバなどの魚は、オメガ3脂肪酸とトリプトファンの両方を豊富に含んでいます。

●豆類
大豆、レンズ豆、チックピーなどの豆類は、タンパク質とトリプトファンを豊富に含んでいます。

●卵
卵はタンパク質とトリプトファンのいい供給源です。黄身にもトリプトファンが含まれているので、丸ごとの卵を摂ることがおすすめです。卵は、東洋医学でも〝血(栄養)〟と〝気(エネルギー)〟を補うといわれており、かなりおすすめです。

- 牛乳やヨーグルトなどの乳製品
- アーモンドやカシューナッツなどのナッツ類

これらの食材をバランスよく食事に取り入れることで、トリプトファンの摂取量を増やし、セロトニンの合成をサポートすることができます。

ちなみに、トリプトファンは〝ビタミンB6〟と一緒に摂ると良いといわれています。ビタミンB6を摂取するためには、豆腐や納豆などの大豆製品、バナナ、アボカドなどがおすすめです。

朝昼晩いつ食べても良いですが、「1日これから動く!」というときのタンパク質不足にならないためにも、ぜひ朝食にこれらの食べ物を組み込んでみてください。

また、〝同じ時間に〟と書きましたが、食事を摂ることは栄養摂取の意味のほかに体内時計を適切に整える効果もあります。ですから、だらだら食べたり、なんとなく適当な時間に食べたりするのではなく、**ある程度同じタイミングで食事を摂る**ことをおすすめします。

そして注意したいのが、夏だからといってアイスクリームやかき氷、キンキンに冷えた飲み物など冷たいものばかり摂取すること。もちろん、絶対に摂るなというわけではなく、冷たいもの〝ばかり〟を摂取するのはやめようという話です。

実は、その行為自体が夏バテの原因になり、そこから調子を崩すことにも繋がっていきます。「夏バテと言えば、夏の暑さが原因じゃないの?」「よく体を冷やせって言ってるじゃん!」――といった声が聞こえそうですが、**冷たいもので内臓を冷やし過ぎてしまうことは、よくありません。**

冷たいものを食べ過ぎると、胃腸はどんどん冷えていき、血行が悪くなります。血行が悪くなると、胃腸の働きも弱くなって食欲が落ちることになり、食べる量が減ってしまうと、十分な栄養と水分を取り入れることができなくなります。その結果、水分が不足した状態になり、「さらに体がだるい」「なんとなく疲れが取れないし、胃腸も調子が悪いのか食欲がない」といったネガティブループに陥ります。また、冷たいものの摂り過ぎで下痢を繰り返すと、それによっても水分が減っていきますので、お腹が弱い人は特に注意してくださいね。

・コラム・ 薬膳について

・食材の本来持っている医療効果を活かす食薬同源

薬膳料理という言葉を聞いたことがあると思います。なんとなく健康に良いんだろうなというイメージはあるかと思いますが、具体的に薬膳料理が何かと訊かれると、よくわからない方も多いのではないでしょうか。

〝薬膳〟とは、中医学を基本とし、不調の原因となるような体内のバランスを中和させ、体調を改善していくこと。改善するために使うのは〝食材〟で、食材の本来持っている医療効果を活かし〝食薬同源〟の考えのもとに疾病予防、健康の増進をはかっていくものです。この〝食薬同源〟とは「病気を治療するのも日常での食事も、ともに生命を養い健康を保つためには欠かせないもので、源は同じである」という意味です。中国では古来、身体に良い食材を日常的に食べていれば、特に薬など必要としない、**食には薬と同じような効果がある**と考えられており、食事を非常に重要視していました。もしかしたら、中国料理が世界三大料理として世界的にも有名になった所以《ゆえん》のひとつかもしれませんね。

季節に合わせた薬膳的アプローチ

薬膳と似たもので〝漢方〟があります。どう似ているかと言うと、私が診察で漢方について説明するときは、次のように説明しています。

ミカンの皮やナツメ、生姜《しょうが》といった、みなさんの身近にある食材がたくさん使われているから、漢方は食事の良いところをぎゅーっと集めているものと考えてください。

漢方薬も症状によっては西洋薬よりも効き目がある事例も存在します。ですから、たくさんおすすめしていきたいのですが、なかなか合う漢方薬がわからなかったり、粉が苦手だったりする方もいらっしゃいます。

また、スポーツに携わっている私としては、漢方薬の一部はエフェドリンなどの作用でドーピングに引っかかる恐れもあるため、使えないこともしばしば。（もし、ご興味がある方は【このみ こころとからだクリニック】へ！）

そういった方にどうにか**西洋薬以外でアプローチできないかと考え、たどり着いたのが薬膳**でした。（薬膳料理って特別な食材を使っているんじゃないの??）と思う方もいらっしゃるかもしれませんが、決してそんなことはありません。私たちが普段スーパーで買っているような身近な食材で十分です。

では、季節ごとの身体の不調に対する薬膳的アプローチを記していきます。

【春】

まずは春。植物が元気に生えてきて、新緑を感じるすがすがしいシーズンの幕開けです。寒い冬は、どうしても身体の中に老廃物やエネルギーを溜め込みがち。それらを排出するデトックスの季節でもあります。新陳代謝が高まり、体も冬から春に切り替わります。**山菜やたけのこ、よもぎなどの山の食材は、**

Column

解毒や老廃物排出の効果が期待できます。3〜5月にかけて症状が出る花粉症も、デトックスにより症状を軽減できる可能性があります。

東洋医学では、それぞれの季節に関わりの深い臓器が決まっています。

春は〝肝〟。肝は単純に〝肝臓〟という意味ではありません。身体のデトックスのために働く臓腑《ぞうふ》です。また、〝肝がヒヤッとする〟という言葉があるように、人間の感情のところにも影響をもたらします。漢方薬の中でとてもメジャーな抑肝散《よくかんさん》は、気持ちの高ぶりを抑えるときに使う漢方薬ですので、そういった意味からも肝がメンタル面にも影響することがおわかりいただけるでしょう。肝は、全身にエネルギーを巡らせる役割もあり、肝の働き過ぎる春に気持ちの鬱滞症状が起こりやすいのも納得していただけると思います。

グレープフルーツ、オレンジといった柑橘類《かんきつるい》、そして苦手な方もいらっしゃいますが**多少香りの強いパクチーなどの野菜は、鬱滞した気持ちをコントロールする効果がある**ので、この季節にはうってつけ。春に感情の起伏が激しくなりやすい方や自律神経のバランスを崩しやすい方は、ぜひ試してみてください。

【梅雨】

日本の春と夏の間は、とにかくジメジメとした湿気が大気を包む梅雨がやってきます。あまりに影響を受けやすい時期なので、春夏秋冬とは別に梅雨についても見ていきましょう。

この時期の身体の不調は、ずばり気圧と湿気が原因で起こります。特に多いのが身体のだるさ。とにかく眠いといった身体が省エネモードに入るような体調です。ほかにも耳鳴りやめまい、胃腸症状や食欲不振など、絶対治療しないといけないというほどではない不調や、病気とカウントするのか、クリニックを受診した方が良いのかの判断が難しいような不調に悩まされる方も。

そんなときの飲食のポイントは、まずは水分を摂り過ぎず、余分な水分は体外にしっかり排出すること。

おすすめの食材は、**緑豆春雨《りょくとうはるさめ》、小豆《あずき》、ハトムギなど水分の排出を促す食材**です。豆類は利尿作用があるので、ぜひお試しあれ！

また、湿邪を溜め込むような食材として、油物や糖分の高いものは厳禁！

生ものなども消化に負担がかかり、胃腸の不調から水分の排出が落ちる傾向にあるので、食べ過ぎには気をつけましょう。

【夏】

ジメジメとした梅雨が終わり、ようやく太陽の照りつける暑い夏がやってきました。こういう時期って、どうしてもアイスクリームやキンキンに冷えたジュースを一気に飲み干して、身体を芯から冷やしたくなりますよね。

でも、これって実は身体にとってはあまり良いことではないんです。冷たい食べ物や飲み物を一気に摂取すると、胃腸を冷やすため、消化器系に負担がかかるといわれています。

効果的に**身体の熱を落ち着かせるには、夏野菜と言われるトマトやキュウリ、なす**などの食材がおすすめ。また、酸味のある味付けのメニューもおすすめです。そしてもし、これらを食べ過ぎてしまい、逆に少し体調に負荷が出ている場合には、**身体を温めるような生姜やネギなどの薬味で、身体の均整を取る**ようにしてください。
胃腸の冷やし過ぎによる夏バテも、夏によく表れる不調なので、食材でできる熱冷ましや、冷やし過ぎを防止する薬味食材を上手に活用しながら養生しましょう。

【秋】

夏から秋に変わると、ジメジメした湿気満載の季節から今度は反対に乾燥を気にしなければいけなくなってきます。秋のシーズンの養生には、潤いをプラスする食材を足してあげましょう。具体的には、**蓮根、梨、ゆり根、豆腐**などを活用していきます。ちなみに、夏に汗をかき過ぎたことによる皮膚の乾燥にもぴったり効果を表します。
また、気管支系からの風邪症状になりやすい方は、特に影響が出やすいので、毎日のご飯で身体を潤して調整してみましょう。

【冬】

冬は動物も冬眠し、静かに過ごす季節です。冬眠をするということは、休むだけではなく、次の春に向けてのエネルギーの充電期間。だから（なんで1カ月前まではこんなこと屁《へ》とも思わなかったのに！）と自分でもよくわからないのに不調を覚える方もちらほら。

無理に活動的にならず、春へ向けてエネルギーを溜め込む時期だと考えるといいでしょう。なお、汗をかき過ぎる運動やサウナなどの習慣は、時にエネルギーの不足に繋がるので注意が必要です。先ほどあげた**生姜やネギなどの薬味系**や少しおしゃれに**シナモンやクローブなどのスパイス**も体温を上げるにあたり、おすすめの食材。また、**黒胡麻や黒豆、くるみも身体のエネルギーを溜め込むのに効果的**な食材なのでおすすめです。

ちなみに、激しい寒暖差の弊害で、しもやけや冷え性にもなりやすいので、温かい湯船に浸《つ》かったり、寝る前にストレッチをしたり、やさしく身体を動かす習慣も取り入れてみましょう。

◆長期休暇から日常に戻るのがツラい……

●五月病と比べて認知が低いものの注意が必要な九月病

最近の夏はとにかく気温が高いと感じませんか？　20年前の気温と比べると、意外にも平均気温は大して変わっていないのですが、猛暑日と言われる35度以上の日数がかなり増えている様子です。

また、２０２３年9月の東京都の気温を見てみると、平均気温26・7度、最高気温34・9度、最低気温18・5度となり、まだまだ残暑という中、最低気温は20度を下回るため、体温調節にも負担がかかります。

しかも個人的に毎年感じるのは、特に大きいビルなんかだと、結構涼しくなっているにもかかわらず、9月だと猛暑の頃の空調からいきなりは変わらず、クーラーがガンガンにかかっているようなこともありますよね。そういったところからも、バランスを崩しやすい季節と言っていいでしょう。

さらに、すごく残念なデータがあります。次のグラフをご覧ください。

18歳以下の日別自殺者数

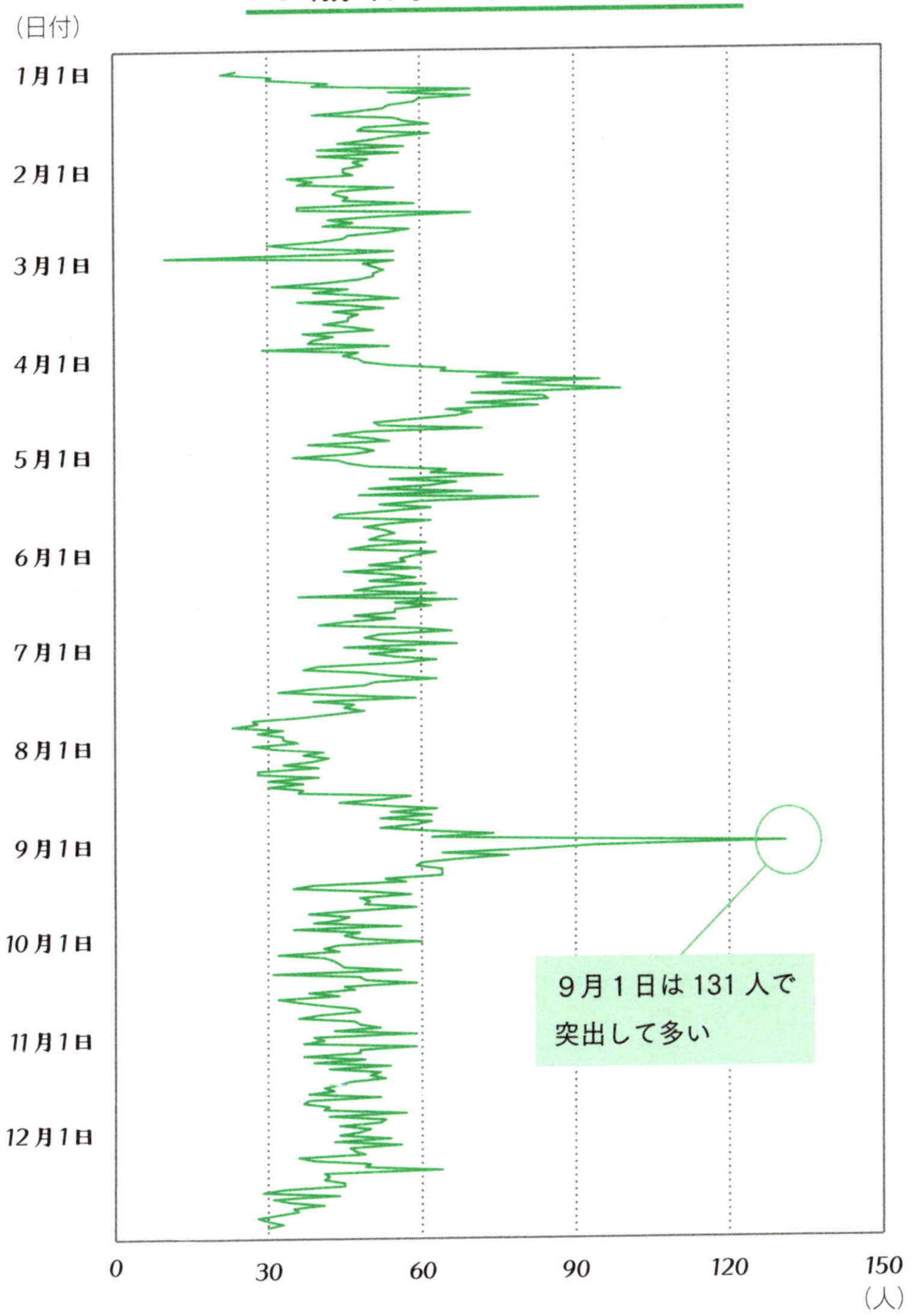

平成27年版自殺対策白書から抜粋

(過去約40年間の厚生労働省「人口動態調査」の調査票から内閣府が独自集計)

これは18歳以下の自殺件数を表したグラフです。これを見ると明らかに9月1日の自殺者数が多いことがおわかりいただけると思います。子供にとって、夏休みが明け、新学期が始まるその日に自殺者数が多いというのは、なんとも複雑な気持ちになります。

五月病に比べて認知されていませんが、〝九月病〟と言われることがあるくらい、**九月というのは大人にとっても子供にとっても、本来注意すべき時期**なのです。

大人の心身にも影響が出やすい理由のひとつは、やはり〝休暇〟があげられます。8月はお盆休みを設けている会社も多いと思いますし、近年では会社側が長い夏休みを取ることを推奨しているケースも多いと思います。そのため全体的に少し長めの休みを取る社会人が増加している傾向にあります。

そうした長めの休暇から再び社会生活に戻ることにより、仕事に対するストレスや一度狂ってしまった生活リズムを調整することがうまくいかず、心身のバランスがなかなか取れないため、様々な不調が出るという状態です。

残暑に気圧の変化、さらには夏休み明けとトリプルパンチの9月

仕事がずっと続いている期間は、ルーティンで行っているため、ある意味、無の感情でできていることであっても、休みを入れることによって一度ルーティンが消えてしまいます。

そうすると、再度そこに向き合うためには、ひとつ腰を上げなければなりません。そのときにはじめて自分の違和感に気がつき、良くも悪くも仕事をしている自分のメンタルに向き合うことになるのです。

また、9月は前述したように、気温や日照時間の急激な変化があります。日が落ちるのも少しずつ早くなりますし、残暑が厳しい日もあれば、結構涼しく感じる日も出てきます。

そのうえ台風が来はじめる季節でもありますね。天候と気温によって体調が悪くなる人もいますし、それにより睡眠を十分に取ることができなくなることや、頭痛やめまいなど様々な心身の不調が引き起こされることもあります。

●九月病でよく見られる症状と対処法

九月病で起こりやすい精神的症状と身体的症状は、それぞれ次のページのとおりです。少し休んで治まれば良いのですが、九月病については、**春からの色々な出来事がゆっくりゆっくりむしばんでいった結果として起こっている状態**でもあるので、本格的なうつ病を引き起こしてしまい、休日も全然楽しめないというところに陥り、仕事や日常生活への影響が大きく出る場合があります。

9月は夏休みが明けて、仕事や学校が再開する時期。暑い夏で体力を消耗していますし、まだ夏休みの疲れも残っているかもしれません。長期休暇のあと、注意して欲しいのは〝前日まで遊ばない〟ということです。休みの最終日まで目一杯予定を入れようとする方がいますが、これは結構危険です。人間楽しいことでもストレスは感じますし、肉体的な疲れは感じているので、休みに出かけるときは残りの2日くらいは自宅で過ごせるような余裕を持っておくことが大切です。

そして、生活上の注意点として散々言っていますが、何より大切なのは日常生活の基本的な「食事」「運動」「睡眠」から整えていくことです。

Check

九月病で見られる症状

精神的症状

- 無気力
- 抑うつ気分
- 会社に行かないといけないと思っているのに、どうしてもつらくなってしまう
- 不安がなんとなく抜け切れない
- 焦燥感
- 休んでいるはずなのに疲労感が取れない
- 落ち込み
- イライラしてコントロールできない

身体的症状

- 不眠
- 過眠
- 頭痛
- 動悸
- 呼吸が苦しくなる
- 胃痛
- 肩コリ
- 微熱

【バランスの良い食事】

9月は8月よりも日照時間が短くなります。となると、別名〝幸せホルモン〟と呼ばれるセロトニンや睡眠と関連の深いメラトニンなどの脳内の神経伝達物質が減少してしまう可能性があります。ですから、食材にも少し興味を持ってみてくださいね。**魚、肉、大豆製品、豆類、バナナなどトリプトファン（セロトニンのもととなる物質）を多く含む食材**を積極的に取り入れていきましょう。

【適度な運動】

7～8月より少し涼しくなってきた季節。少しは運動がしやすくなっているのではないでしょうか。まだ残暑が厳しい日は、早朝や夕方など暑さが和らぐ時間に少し運動してみてください。患者さんでも、少し運動するようになったら、「かなり気持ちがすっきりした」と嬉しそうにお話ししてくださる方がいらっしゃいます。科学的にも運動はメンタル面にとても良い影響をもたらすことがわかっています。なかなか運動する気力が湧かないという方も、**簡単にできる「ストレッチ」や「階**

段を使う」「少しお散歩をする」「積極的に歩く」などを取り入れてみましょう。

ちなみに、休み明けは仕事が溜まっていることが多いですが、休みモードの0から一気に100の状態にまでもっていき、がんばり過ぎると目が疲れたり、肩や首が凝ったりします。座りっぱなしが腰にくることや、後述しますが〝VDT症候群〟と呼ばれる状態に陥ることがありますので、「昼休みには少し外に出て深呼吸する」「1時間に1回は伸びをする」といったことを心がけてください。結構疲れを感じる方は、20〜30分程度の仮眠を取ることもおすすめです。

【睡眠不足には注意】

真夏の寝苦しさからは解放され、少しは快適に眠りにつける時期になりますが、休みのときに夜更かしをして、朝寝坊をする生活を送っていた人が、休みが終わったからといって、いきなり前のリズムに戻そうと思っても、なかなかできるものではありません。ですから、**休みの日もできるだけ睡眠リズムは崩すべきではありません**し、睡眠時間としても、7時間前後は確保するようにしてください。

また、私もやってしまうときがあるので反省ですが、寝るときにアラームにするからと寝室の枕元にスマホを置き、SNSなどを楽しんで、寝る直前までいじっている方、本当に多いのではないでしょうか。スマホひとつでSNSで情報を集められ、漫画が読めて、動画が見られて、人と会話ができて、ゲームもできる――本当に便利な道具です。しかし、スマホが発しているブルーライトの影響で脳が興奮してしまうと、寝つく妨げになりますので、**寝る前のスマホの使用は控えましょう**。

●休み明けすぐは少し余裕を持ち、徐々に慣らしていくように意識する

これは4月の環境の変化に対するときや、ゴールデンウィーク明けのときなど、色々なときに当てはまる話ですが、**急発進し過ぎないように気をつけてください**。

たとえば、車が急発進・急停車した場合、下手をすると首を痛めたり、身体に支障を来《きた》しますよね。メンタルだって同じです。エンジン停止状態からいきなりフルで入れてしまえば、負担がかかるのは当たり前のこと。休み明けすぐは少し慣らす時間を意識的に入れましょう。たとえば「今週1週間は残業しない！ もし、全然

余裕と思ったらプラスαでやった自分を思いっきり褒めよう！」だったり、「今日はまだ本調子じゃないけど、休み明けすぐだしそれも当然！　だから最低限ここまで集中してやったら、あとは自分の好きなことをする！」というのも良いでしょう。

また、仕事でどうしてもギアを上げないといけない場合、そんなときに、飲み会や遊びの予定までガンガン入れると、本当につらくなります。リフレッシュは大切ですが、身体の疲れは心の疲れに繋がっているので、自分の身体の状態と向き合いつつ、「遊ぶ日」と「休む日」のメリハリをしっかりつけながらコントロールしていくと、徐々に休み前の生活リズムを取り戻せるでしょう。

●いつもと様子が違ったら相手の話をよく聴こう

九月病も五月病と同じく、誰もが罹患する可能性があります。むしろ、普段無理してでもがんばろうとしてしまう人ほど陥りやすいのです。もしも、自分の身近な人――たとえば周囲の同僚、家族、友達の様子がいつもと違ったら、次のような状態を確認してみましょう。

Check

こんな様子が見られたら

チェック項目

- □ 普段はしないようなうっかりミスが増える
- □ レスポンスにも、なんとなく覇気を感じない
- □ 心ここにあらずの状態が続いている
- □ 遅刻、欠勤が増える
- □ 就業中や授業中に眠そうにしている、あくびをしている
- □ なんとなくやる気がない
- □ 表情が暗い、笑顔が少ない
- □ 急に泣きそうになる
- □ 普段よりも言葉数がかなり少ない

これらの状態が見られた場合は、「疲れてない？　大丈夫？　がんばり過ぎているから心配になった！　なんかあったら相談に乗るからね」などと、声をかけてあげてください。本人は自覚していなかったり、自分自身でもミスの多さや集中力の低下に焦っていたり、悲しくなったりしているケースも少なくありません。周囲が変化に気づき、でも決めつけずに配慮することが大切です。

ミスが増えたからといって、頭ごなしに「何をしているんだ！」と責めるような発言をしたり、感情的に指摘したりすることはNGです。

声をかけるときも「疲れていない？」「大丈夫？」だけだと、素直に（心配してくれているんだ）と受け取る人もいれば、（私、疲れているように見えちゃっているのかな……やっぱりちゃんとできていないんだ。もっとちゃんと元気に振る舞わなきゃ）と自分を追い詰めてしまう人もいます。

ですから、**がんばっていることを認めたうえで、何かあったらいつでも相談に乗る**というスタイルを取るようにすると、相手が傷つかずに済みます。

励ますつもりでの「もっとがんばれよ！」とか「期待しているからな！」といっ

た叱咤激励《しったげきれい》は、相手が自分に蓋《ふた》をしてがんばる方向に導いてしまう可能性があるので、避けた方が無難です。

まずは自分が話すのではなく、相手が自分の状態を話せるような環境づくりをすることが何よりも大切。それを心がけてください。もし、「ちょっとつらい」などと話してくれるようであれば、睡眠がしっかり取れているか、休みの日はきちんと休めているかなど普段の生活習慣を聴いてみましょう。

●何らかの異常があれば専門家を頼ってみよう

もし、何らかの異常がある場合、企業に勤めている人であれば産業医面談をすることもひとつです。人事に相談してみると良いかもしれません。ほかにも今はオンラインカウンセリングなどもありますので、そういったものを利用することや、または早めに精神科や心療内科への受診を促すことも重要です。

メンタルの病院は、どのくらいまで症状が出たら受診するという基準はありません。内科でも少し鼻水が出たら薬をもらいに行く人もいるでしょうし、なんとなく胃が痛いという状態でかかる人もいますよね。ところが、精神に関係する不調になると、（仕事に行けないとか、日常生活が送れないくらい悩んでないとかかっちゃいけないんじゃないか……）と思う人が結構いるようです。診察でも、「このくらいの症状で受診して良いのかわからなくて……すみません」とおっしゃる方が結構いらっしゃいます。

しかし、鼻水が少し出ようが、なんとなく胃が痛かろうが、会社には行けますし、多少いつもよりコンディションが悪いというくらいで日常生活も送れるはずです。メンタルクリニックも同じ。「日常生活は送れるけど、少しコンディションが悪い日が続いているな」というくらいで受診していただいて大丈夫です。むしろ、日常生活も送れないほどの状態になってから受診してしまうと、回復に時間がかかったり、薬の量が増えたり、自分自身に余計に負担をかけることになってしまいます。そうならないために、**違和感を覚えたら一度受診してみる**ことをおすすめします。

・コラム・

不眠に気をつけて！

●世界的に見ても日本人は睡眠時間が短い

「心と身体は繋がっているよ」そして、「メンタルを整えるためには、何よりも食事と睡眠が大切だよ」ということをお伝えしてきました。食事については、結構書いてきたと思いますので、ここでは睡眠について少し詳しく記載していこうと思います。

そもそも、〝良い睡眠〟の定義を話せる人はどのくらいいるでしょうか⁇

何時間くらい寝るのが適切かわかりますか？

日本人の睡眠時間は世界的に見ても短く、2021年にOECD（経済協力開発機構）が発表した33か国を対象にした1日の平均睡眠時間の比較によると、なんと最下位。ワースト2位の韓国よりも30分近く短い睡眠時間です。33か国の平均睡眠時間は8時間28分ですが、それよりも1時間以上短くなっています。

Column

平均睡眠時間の各国比較

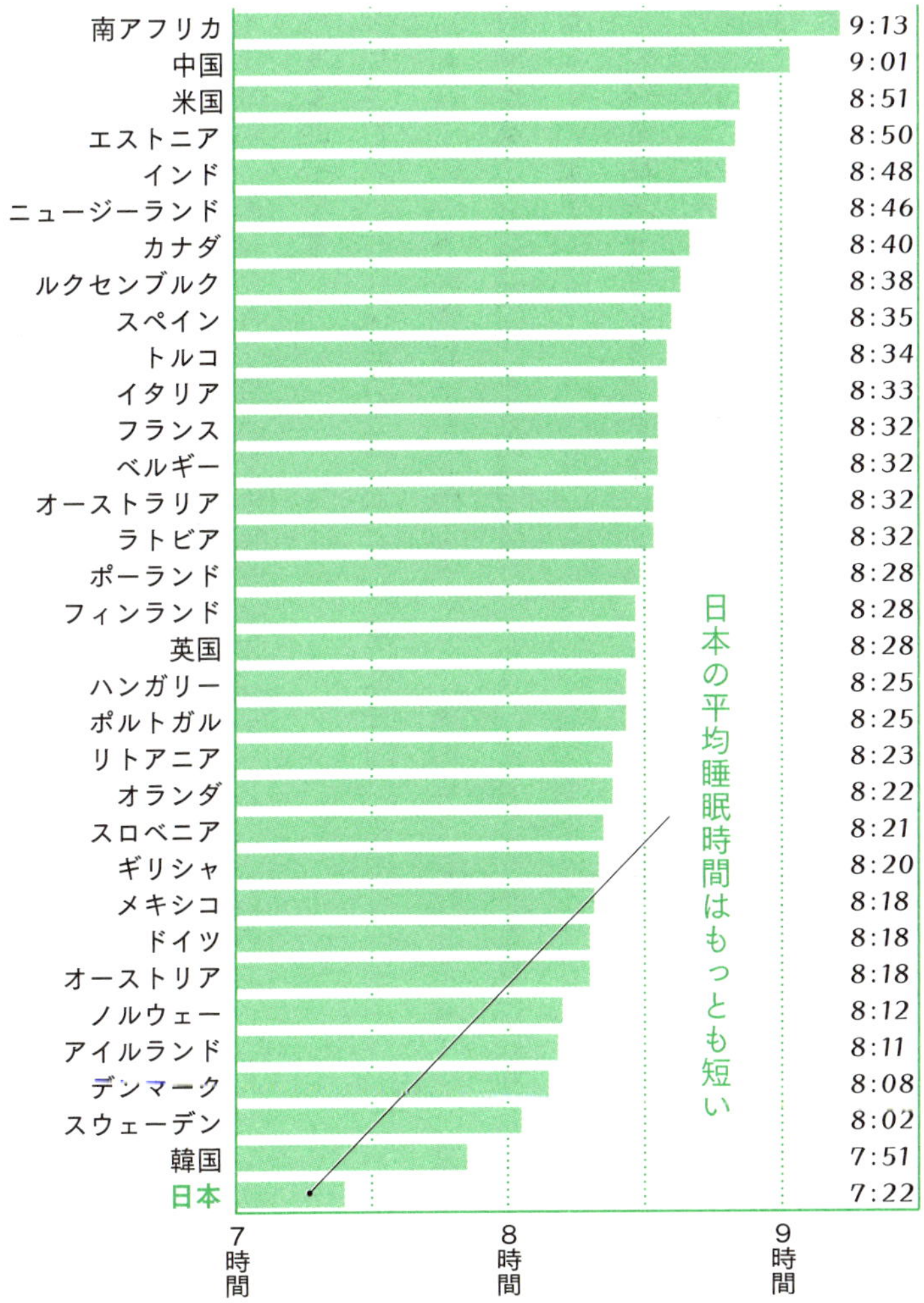

OECD（経済協力開発機構）「Gender Data Portal 2021」
Time use across the world のデータをもとに作成

働き盛りの年代は多くの人の睡眠時間が7時間に満たない

睡眠時間を世代別に見てみると、次のページのような結果が出ています。これは厚生労働省が公表している『令和元年 国民健康・栄養調査』の結果で、「ここ1カ月間、あなたの1日の平均睡眠時間はどのくらいでしたか」という問いに対する回答です。

向かって左に行けば行くほど、平均睡眠時間が長くなります。左から順に「9時間以上」「8時間以上9時間未満」「7時間以上8時間未満」「6時間以上7時間未満」「5時間以上6時間未満」となっており、一番右は「5時間未満」を表しています。

この調査結果を見ると、男性については、特に働き盛りの年代で睡眠時間が短く、70~80%の方が7時間に満たない睡眠時間であることがわかります。女性についても、男性と同じように働き盛り、もしくは子育て中といった年代で睡眠時間が少ないことがうかがえます。

Column

1日の平均睡眠時間（20歳以上男性）

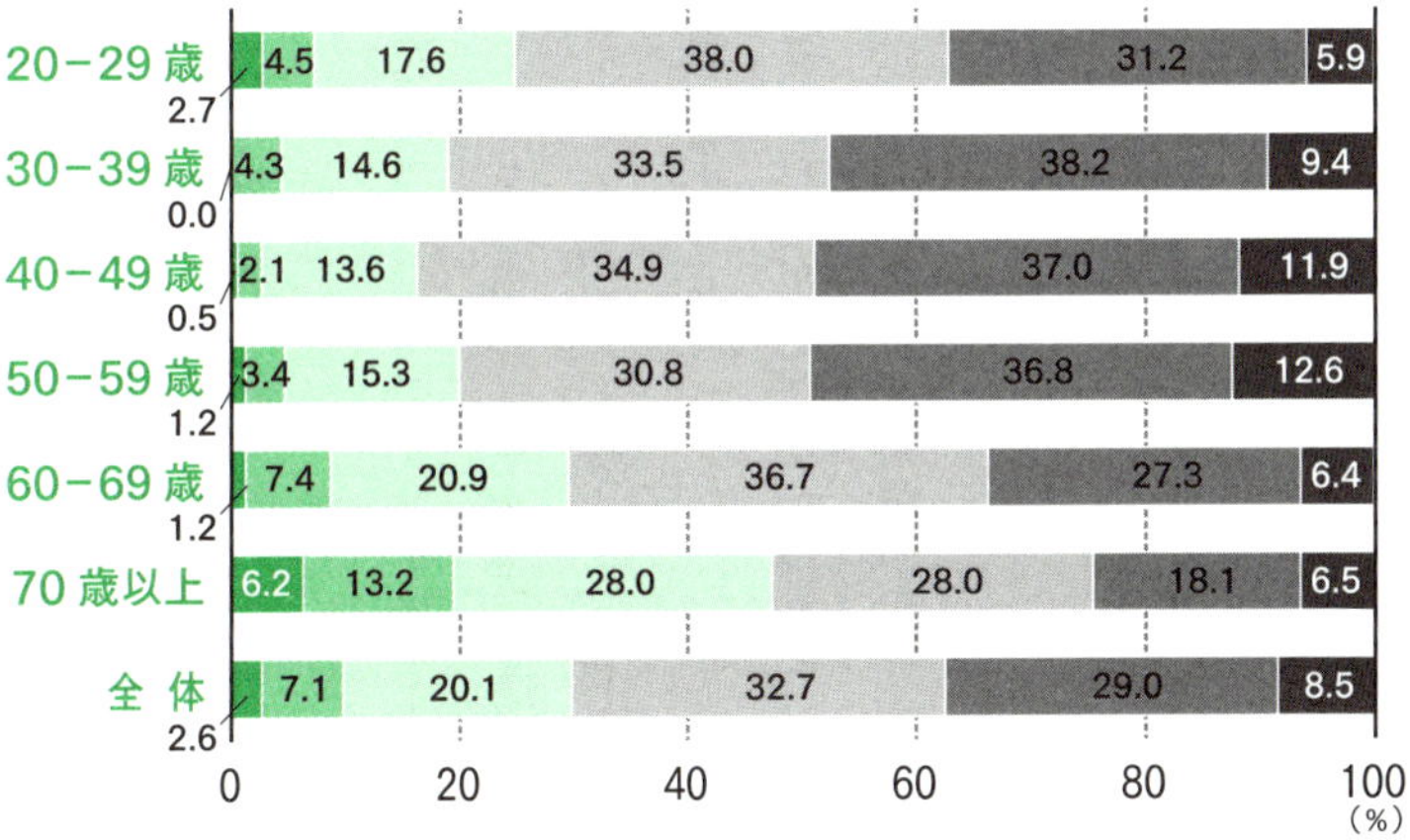

1日の平均睡眠時間（20歳以上女性）

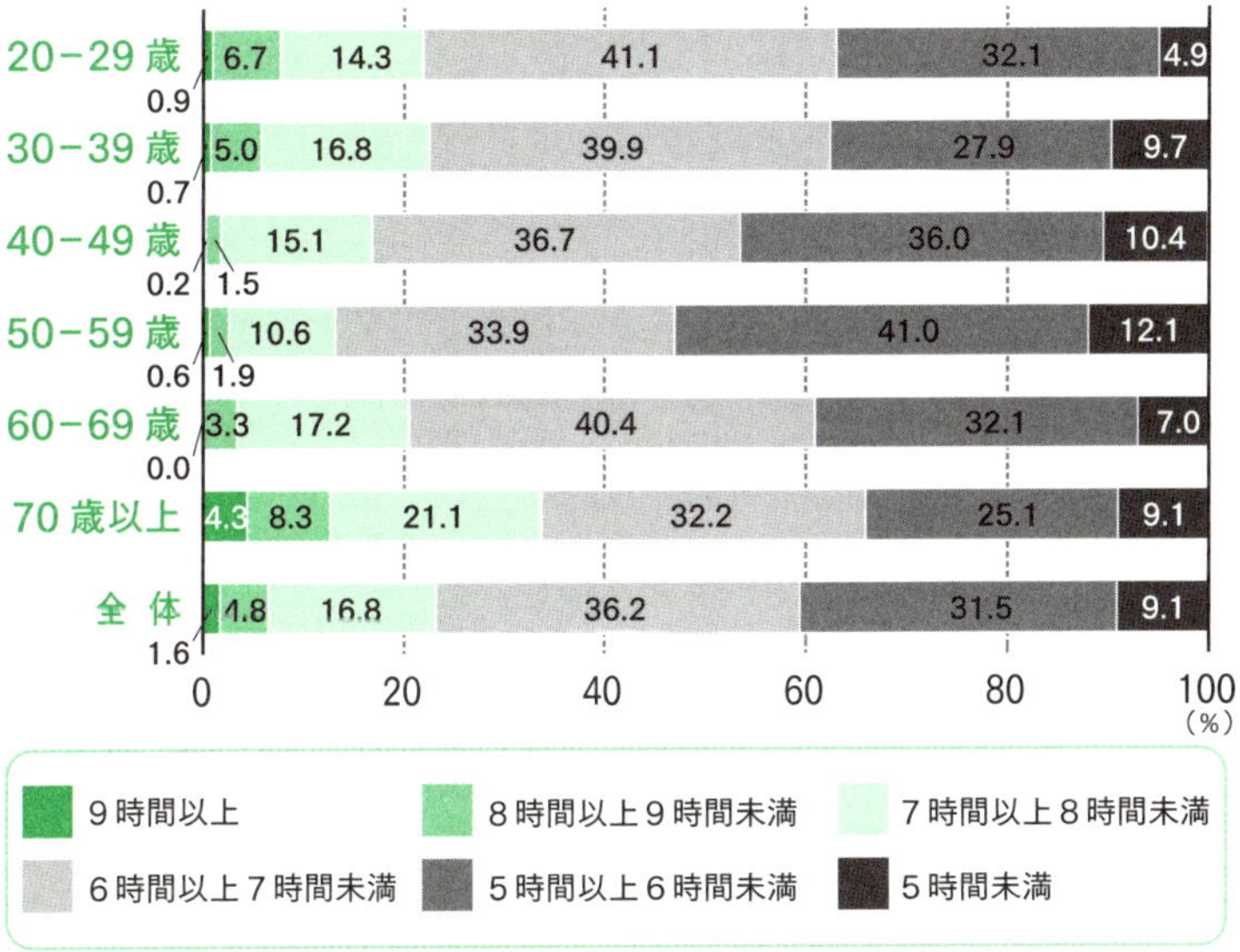

厚生労働省「令和元年 国民健康・栄養調査」をもとに作成

睡眠時間が足りなくて大丈夫というわけではない

日本人は睡眠時間が短いことがおわかりいただけたと思いますが、日本人が睡眠時間を必要としていないのかというと、決してそういうわけではありません。

次のページのグラフを見てください。これは先ほどと同じ厚生労働省が公表している『令和元年 国民健康・栄養調査』の結果で、「あなたはこの1カ月間に、次のようなことが週3回以上ありましたか」という睡眠の質についての問いの回答結果です。

「睡眠時間が足りなかった」と感じている人は、男女ともに若い世代ほど多く、やはり多くの方が睡眠不足に悩んでいる様子がうかがえます。

さらに、「日中の眠気」についても、男女問わず、どの年代でも3割以上の方が眠気を感じています。決して日本人が寝なくても大丈夫な人種というわけではなく、**睡眠はもっと欲しいけど、なかなか取れていない**ということが現実なようです。

Column

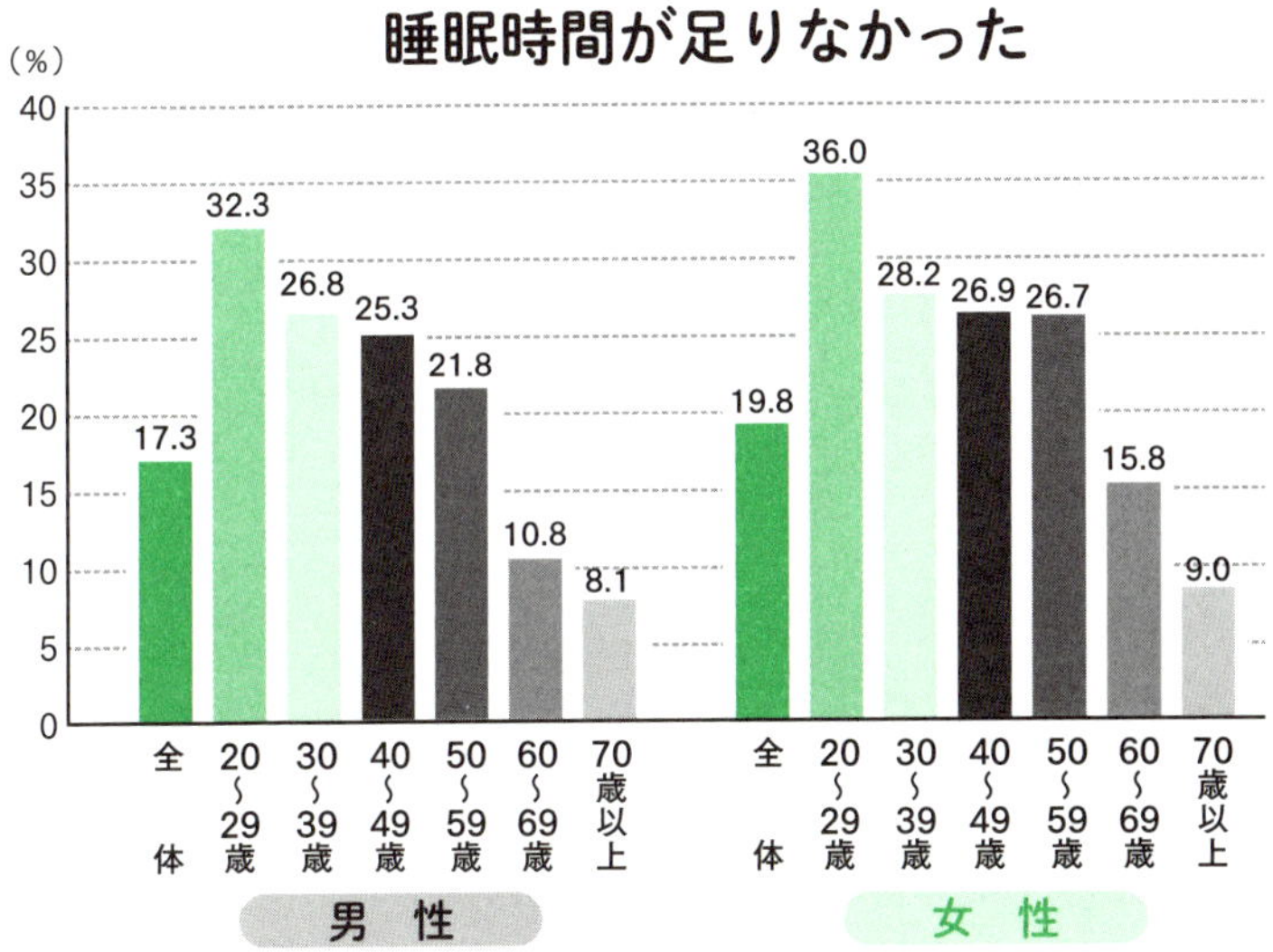

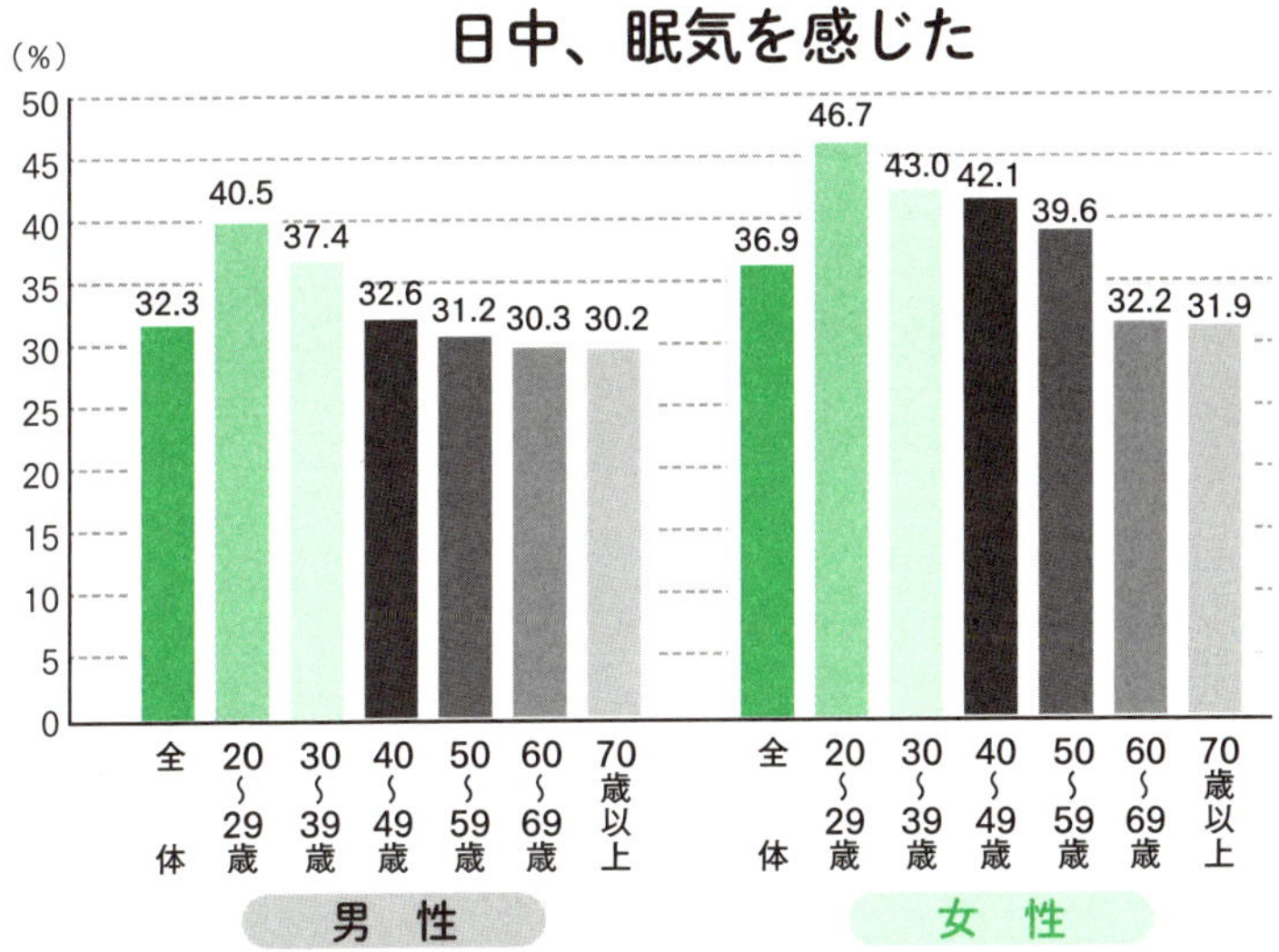

厚生労働省「令和元年 国民健康・栄養調査」をもとに作成

自分なりの睡眠時間の基準を持つことが大切

また、「自分はショートスリーパーだ」という言葉を耳にすることがありますが、実際のショートスリーパーは人口あたり1%に満たないといわれています。しかも、よく思われがちな「2〜3時間睡眠でいける!」というのはまったくの誤認で、「6時間未満しか睡眠が取れていなくても健康に支障のない方」がショートスリーパーの定義です。

逆に考えれば、ほとんどの方は6時間以上寝ないと睡眠不足で身体に少しずつ支障を来すことになります。

ショートスリーパーがなぜ睡眠時間が短くても健康でいられるかというと、私たちの睡眠は〝レム睡眠〟と〝ノンレム睡眠〟が交互に来ることで成立していますが、ショートスリーパーはレム睡眠の時間が少なく、眠りが深いノンレム睡眠の時間は一般の人とほとんど変わりません。そのため、睡眠時間が6時間未満の日が何日続いても、昼間に眠気が来るなどの自覚症状がなく、健康上も特に問題がないと考えられているようです。

Column

ちなみに、「ショートスリーパーの方が睡眠時間が短くて得じゃない？」と思う方もいらっしゃると思いますが、残念ながらショートスリーパーになろうとしてもなれるわけではありません。

カリフォルニア大学サンフランシスコ校の研究グループは、ショートスリーパーには睡眠に関わる遺伝子に変異があることを発見し、2019年に10年に及ぶ研究結果を報告しています。その論文によれば、この変異遺伝子を持つ人は、目覚めやすく、より長時間活動的な状態でいられる脳を持っているとされており、この変異遺伝子を持つマウスで実験したところ、睡眠時間が短いことはもちろん、深い睡眠状態からの覚醒が非常に早いことが実証されています。

つまり、短時間睡眠でも大丈夫なのは変異した遺伝子によるものなんですね。**変異遺伝子を持っていない人が、ショートスリーパーを目指しても、睡眠不足となってしまうので、健康を害するリスクがある**とのことです。

ただし、睡眠時間には個人差があるので、短かったら絶対ダメというようなことはありません。逆に「こんなに寝て良いの？」というほど長く寝ることが合っている人もいます。ですから、自分に合う睡眠時間を見極める必要があります。

歴史に名を刻む偉人たちの中でも、ナポレオンの睡眠時間は3時間、発明王エジソンは4時間、イギリスの元首相サッチャーは4時間といわれており、睡眠時間の短さでも有名です。

一方で、アインシュタインの睡眠時間は10時間と長く、アインシュタイン曰く、「9時間以下しか睡眠できなかった日は頭が冴《さ》えない」と周囲に漏らしていたそうですし、2002年にノーベル物理学賞を受賞した小柴昌俊《こしばまさとし》博士は、11時間だったとのこと。1日の約半分を睡眠に費やしていたことになります。

この例からもおわかりいただけると思いますが、人並み以上に優れた創造力や頭脳、行動力を発揮するために、「このくらいの睡眠時間が適切」という基準のようなものが、必ずしもあるわけではありません。**自分なりの睡眠時間の基準を持つことが大切**だと考えるべきでしょう。

Column

睡眠に問題を抱えている人もかなり多い

一方で「**眠りたくても眠れない**」というように**睡眠に問題を抱えている人も日本人にはかなり多い**のが現状です。

かなり前のものですが2000年に発表された論文では、不眠症の全体的な有病率は21・4％と報告されています。また、厚生労働省が一般の方を対象に正しい健康情報をわかりやすく提供する目的で開設しているサイト『e－ヘルスネット』では、「一般成人の30～40％が何らかの不眠症状を有しており、女性に多いことが知られています」と記載されています。

もちろん、不眠そのものは誰でも経験することです。しかし、たいていの場合、自然に改善して再び眠れるようになります。そこが不眠症との違いで、簡単に言うと、次の2つが当てはまる場合に、不眠症と診断されます。

①夜間の不眠が続く
②日中に精神や身体の不調を自覚して生活の質が低下する

また、不眠と日中の不調が週に3日以上あり、それが3カ月以上続く場合は「慢性不眠症」、3カ月未満の場合は「短期不眠症」と診断されます。

不眠症状のある方のうち、慢性不眠症は成人の約10％に見られると報告されており、その原因はストレス、精神疾患、神経疾患、アルコール、薬剤の副作用など多岐にわたります。不眠症状は加齢とともに増加しますが、60歳以上では半数以上の方で認められるともいわれています。

なお、東日本大震災や新型コロナウイルス感染症のように大きな災害があったあとには一過性に増加しています。睡眠とメンタルがいかに密接に関わっているかがご理解いただけると思います。

ちなみに、日本では成人の5％が不眠のために睡眠薬を服用していると推計されています。

【参考文献】Kim K, Uchiyama M, Okawa M, et al. An epidemiological study of insomnia among the Japanese general population. Sleep 2000; 23: 41–47.

Column

睡眠不足は生活習慣病にも影響をもたらす

睡眠時間の低下は色々なところに影響をもたらします。

具体的に起こる症状としては、次のようなものがあげられ、睡眠不足は、糖尿病や高血圧症など様々な生活習慣病にも影響をもたらします。

- 交感神経優位な時間が増える
- 緊張、興奮状態
- 血圧上昇
- 血糖値上昇
- 末梢《まっしょう》血管収縮
- 腸蠕《ぜんどう》動運動抑制、消化管機能抑制

ダイエットをしたことのある方は聞いたことがあるかもしれませんが、痩せるためにも睡眠は重要です。睡眠不足になると、食欲を抑制するホルモンが低下し、逆に食欲を増進するホルモンがどんどん発生するため、いつもより食欲旺盛《おうせい》になりがちです。血糖コントロールにも影響を及ぼすため、糖尿病のリスクも不眠症でない人に比べて1.5倍も上昇します。

不眠の人の一定数は睡眠時無呼吸症候群

そのほか、次のページの図表にも掲載していますが、不眠の人の一定数に、〝睡眠時無呼吸症候群〟の方がいらっしゃいます。睡眠時無呼吸症候群とは、睡眠中に何度も呼吸が止まる病気です。医学的には、10秒以上息が止まる状態を〝無呼吸〟といい、平均して1時間に5回以上、睡眠中に無呼吸が見られる場合に睡眠時無呼吸症候群と診断されます。

眠時無呼吸症候群の方は、睡眠中に何度も息が止まることで眠りの質が悪くなり、自分としては夜きちんと寝ているつもりでも、なんとなく日中の眠気がなくならなかったり、体がだるいといった症状が抜けなくなったりします。

また、血液中の酸素が欠乏することによって心臓、脳、血管に負担がかかり、

Column

不眠・睡眠不足と生活習慣病との悪循環

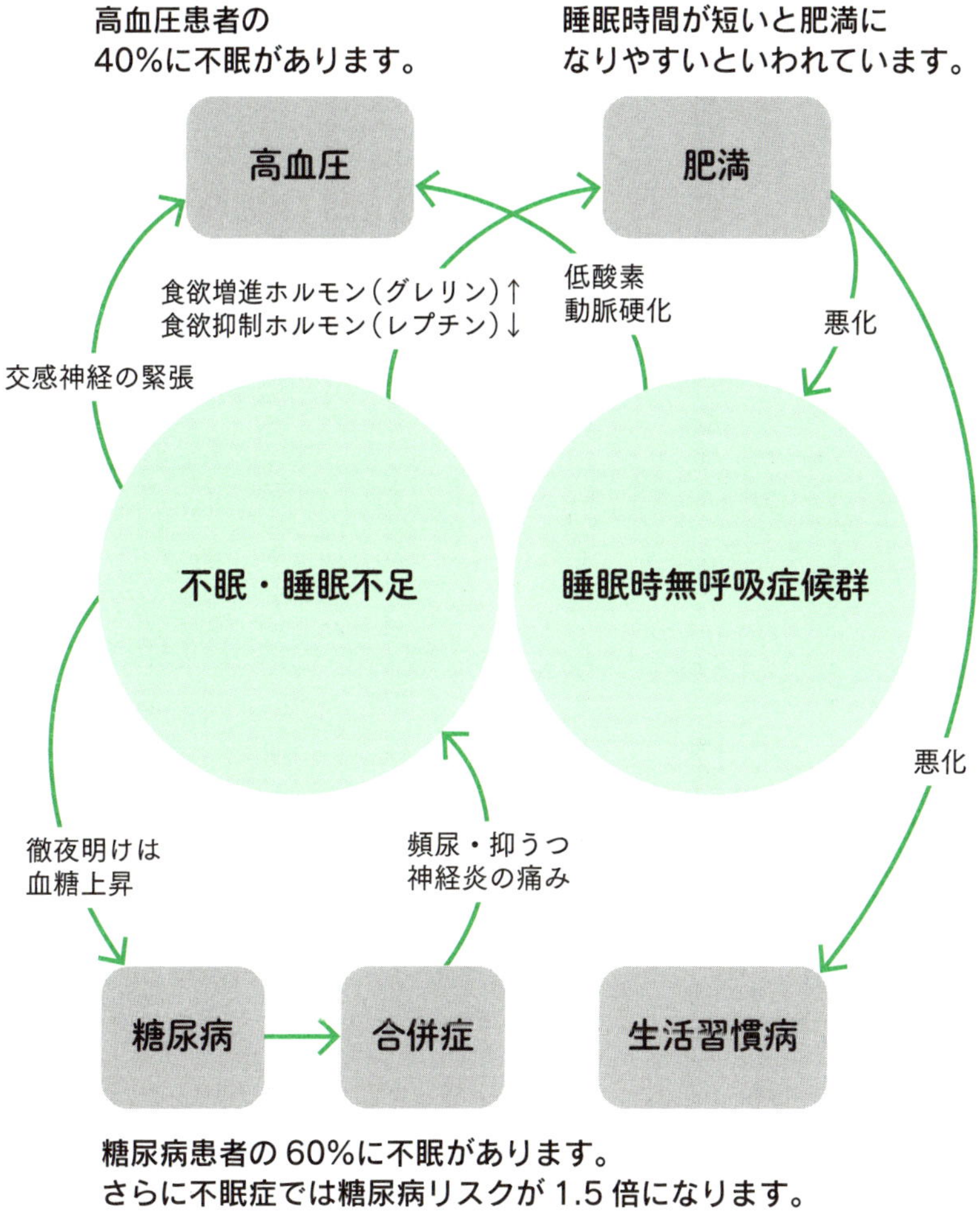

WEBサイト「睡眠医療プラットホーム」（国立精神・神経医療研究センター運営）より
https://sleepmed.jp/platform/entry1.html

「脳卒中」「狭心症」「心筋梗塞」といった重篤《じゅうとく》な合併症を来《きた》す危険性が高まります。そのほか糖尿病、高血圧症といった生活習慣病など様々な疾病への悪影響も報告されているのです。

日本における睡眠時無呼吸症候群の患者数は約500万人とされていますが、そのうち適切に治療を受けているのはせいぜい1割程度といわれています。私のクリニックでも検査を行っていますが、簡易検査キットがありますので、昔に比べて、非常に楽に検査できるようになりました。病院を受診したら、ご自宅で寝る際にご自身で装着して寝るだけです。（その検査で断定することが難しいような微妙な結果が出た場合は、病院で寝てもらって、少し負担のかかる検査をすることになります）

睡眠時無呼吸症候群は、治療することによって劇的に改善することが多いです。周りの人にいびきや無呼吸を指摘されたら、早めに専門医療機関を受診することをおすすめします。

睡眠の質も大切にしたいこと

ここで改めて質の良い睡眠について考えてみましょう。

厚生労働省が公表している『健康づくりのための睡眠ガイド2023』では、「成人」「子ども」「高齢者」と対象者別に睡眠・休養に関する推奨事項などがまとめられていますが、そこでは睡眠の質を反映する指標として**〝睡眠で休養が取れている感覚〟**があげられています。気持ちよくすっきりと目覚めることができて、目覚めてからの行動もスムーズなら、睡眠で休養が取れている感覚も得られていると思います。

また、このほか良い睡眠が取れているかを判断する目安としては、〝昼間に生じる強い眠気〟や〝睡眠中に目覚める回数〟があげられます。日中に強い眠気を覚えたり、居眠りをしたり、寝ている間に何度も目が覚めたりするようであれば、睡眠による満足感もなかなか得られにくいでしょう。

みなさんの睡眠はいかがですか？

睡眠を妨げないように環境を整えよう

睡眠の妨げとなる理由はいくつか存在しますが、例としては、次のようなものがあげられます。

- 生活リズムの乱れ
- 日光や騒音などの環境因子
- 寝る前のスマートフォンを含む電子機器
- カフェインの摂り過ぎ
- 寝る前の喫煙
- ストレス

環境を整えることは大切です。たとえば、「夏になかなか寝つけない」という人に、どんな環境で寝ているのか訊いてみると、遮光カーテンがついておらず、常に日差しが入る状態という方をお見かけします。

そういった方がまずすることは、睡眠薬を飲むことより、遮光カーテンを買うことです。夏になると、早ければ4時台から明るくなりますよね。光を浴びると、人間はメラトニンというホルモンの分泌が抑えられ、自然と起きるモードに移行されます。

ですから、カーテンがないことで、朝の4時や5時から光を浴びていると、どうしても目が覚める方向に身体が向いていくのは、不思議なことではありません。環境調整、大切にしてくださいね。

また、喫煙者の中には、寝る前にたばこを吸うのが習慣付いている人もいます。しかし、喫煙は交感神経を刺激して睡眠を妨げる可能性がありますので、寝る前にたばこを吸うことは避けましょう。

自分でできる睡眠ケア

ここで、自分でできる睡眠ケアをいくつかご紹介します。

【こんな睡眠ケアを心がけよう】

- 就寝・起床時間を一定にする（寝溜めはＮＧ！）
- 長く寝たい場合は、早めに寝るようにして起床時間は同じに
- 日中に眠気があるときは30分以内の昼寝をする
- 眠れないときは一度ベッドから出る
- 気持ちを切り替えていったんベッドを出たら、身体を興奮させないよう穏やかに。退屈な本を読むのもおすすめ
- 日中しっかり太陽の光を浴びる
- 適度な運動をする
- 仕事と寝るときを分けられる工夫を
- 寝る前にリラックスタイムを
- 寝る90分～120分前にぬるめのお風呂にゆっくり入る
- 寝酒をしない
- 眠りやすい環境づくりをする

当たり前のことを言っているようで、「できているか」と聞かれたらYESと言えない人も多いのではないでしょうか。

では、ポイントとなることについて、少し解説していきましょう。

【いつまでもベッドにいない】

眠れないときに（寝なきゃ、寝なきゃ）とずっとベッドにいることはありませんか？

これはあまりよくありません。人は暗いところで目を閉じて横になっていると、ネガティブな思考が頭を巡りやすくなる傾向があります。

また、ベッドに入っても眠れない経験を繰り返すことで、脳が「ベッド＝眠れない場所」と記憶し、ベッドに入ることに対して、少し恐怖というか「今日は眠れるかな？」と不安に駆られるようになってしまいがちです。その結果、**眠れないことが慢性化してしまう恐れがあります**。

【スマートフォンはいじらず刺激を与えにくい行動をする】

多くの眠れない人がやりがちなのが、眠れないときにスマートフォンをいじってSNSを見たり、動画サイトを閲覧したりすること。診察でこれを言われると、「眠りたいはずなのに、なんで自分でさらに眠れなくしているんだ!」と言いたくなります。

スマートフォンなどの**電子機器は、ブルーライトを発していて脳を覚醒させる作用がある**ので、眠れないからといってスマートフォンを見るのはやめましょう。

ゆっくりハーブティーを飲んで、その味をしっかり味わってみたり、紙の本を読んでみたり、刺激を与えにくい行動をしてみてください。

【寝る前の運動は軽いものにする】

運動についても「寝る直前」と「日中」とでは、種目を分けて行うようにしてください。寝る直前に心拍数が上がるような**激しい運動をしてしまうと、交**

感神経が優位になり、どんどん覚醒します。

もちろん、運動をすることは睡眠だけでなく、心身の健康にとても良いことなのですが、激しい運動をするのは日中にして、寝る前は軽いストレッチやヨガといった心拍数を上げずに呼吸を深くできるような種目を選ぶようにしてください。

【入浴時間を考慮する】

寝るためには、「寝る直前にお風呂に入った方が良いのでは？」と考えられがちですが、そういうわけではありません。人間は体温が下がるときに眠気が訪れるのですが、**お風呂に入った直後は身体の体温が上がり過ぎ**ています。

ですから、一度ゆっくりお風呂に浸かり、体温を上げてから、徐々に下がる時間を考慮して、寝る時間の90分～120分前にお風呂に入るのがいいというわけです。

【寝酒をしない】

寝酒も避けたいことです。寝酒をすると寝つきがよくなるように思うかもしれませんが、一回深い睡眠が終わると浅い睡眠層にしか入れず、**全体を通すと短い睡眠時間となり、さらに早朝覚醒が増えます**。

寝酒をすることで眠れるように思えても、睡眠の質も量も低下させてしまうことがあるわけです。

【眠りやすい環境づくり】

眠りやすい環境づくりとして、ベッド・布団・枕・照明などは自分に合ったものを選ぶようにしましょう。

また、部屋の温度や湿度も大切です。睡眠のための適温は20度前後で、湿度は40〜60％くらいに保つと良いといわれているので、もし自宅に温度計や湿度計がある方はチェックしてみてくださいね。

Column

【飲食でも睡眠にいい影響を与えることができる】

食事でも良い影響を与えることはできます。次のようなことを、ぜひ実践していただくことをおすすめします。

- 3食食べる
- 朝食は大切。就寝中に下がった体温を上げ、脳を活性化し、消化器官の働きも活発にする
- 胃腸にもしっかり体内時計があるため、1日3食決まった時間に食事をする
- 就寝前の食事は、睡眠の質の低下を招くとともに、肥満のリスクも上がるため避ける
- 就寝3時間前までに夕食を終える
- 就寝前の飲み物はホットミルクやホットジンジャー、白湯《さゆ》にする

また、もちろん前述した必須アミノ酸であるトリプトファンも睡眠に有効ですし、睡眠に良い〝グリシン〟は次のようなものに含まれるので、ぜひ試してみてくださいね。

- 鶏軟骨、豚足、牛すじ
- カジキマグロ、海老、蟹、ホタテなどの魚介類
- 卵

そして、近年コンビニやドラッグストアなどでも見かける〝GABA〟も神経の昂《たかぶ》りを抑えてくれる効果があります。不眠にもメンタルの安定のためにも、活用してみるのもいいと思います。なお、GABAは体内で合成されますが、そのときにビタミンB6が必要です。GABAがビタミンB6の不足によって生成されないと、情緒不安定になりやすく、ストレスも溜まりやすくなってしまいますので、覚えておいてください。

秋

Autumn Mental

～穏やかで過ごしやすい時期～

だんだんと暑さが和らぎ、穏やかで過ごしやすくなる秋は、「スポーツの秋」「味覚の秋」「芸術の秋」「読書の秋」「行楽の秋」などと言われるように、何かを行うのに適した季節です。

そんな秋ですが、どこか寂しさのようなものを覚えることもありませんか？　それもそのはず。日照時間が減少し、気温が下がる秋口も、実は季節性感情障害が起こりやすい時期なのです。

ただ、季節性感情障害は夏でも触れましたし、このあと冬のコーナーでも解説しますので、**ここでは秋に設けられている「〇〇の日」「〇〇週間」に絡めて**、知っておきたいことをご紹介していきたいと思います。

◆介護に追い詰められてしまわないために

●人口の高齢化が進む日本社会

1年を通して様々な記念日が制定されていますが、「介護の日」というものがあることをご存じでしょうか?

これは平成20年7月27日の「福祉人材フォーラム」において、厚生労働大臣より発表されたものですが、毎年「11月11日」は、「介護の日」と定められています。

その理由は次のとおりです。

介護について理解と認識を深め、介護従事者、介護サービス利用者及び介護家族を支援するとともに、利用者、家族、介護従事者、それらを取り巻く地域社会における支え合いや交流を促進する観点から、高齢者や障害者等に対する介護に関し、国民への啓発を重点的に実施するための日

なぜ11月11日に定められたのかと言うと、国民から意見を募集する〝パブリックコメント〟でもっとも支持が多かったキャッチコピー「いい日、いい日、毎日、あったか介護ありがとう」を念頭に、「いい日、いい日」にかけた、覚えやすく、親しみやすい語呂合わせとしたためです。

高齢になればなるほど、介護を必要とする方が増えていくものですが、今後、日本の人口は、さらに高齢化が進行することが予想されています。

「少子高齢化」という言葉をよく耳にすると思いますが、日本は今、人口が減少しています。総務省が発表した『人口推計（2023年（令和5年10月1日）現在）』によると、日本に在住している総人口は1億2435万2千人。前年に比べて59万5千人の減少（マイナス0・48％）となっており、13年連続で減少していますす。また、その中で日本人人口は1億2119万3千人。こちらも前年に比べて83万7千人の減少（マイナス0・69％）で、12年連続で減少幅が拡大しています。

1950年からの人口増減率を見てみると、次のページのグラフのとおりです。これを見ると、人口が減少していることが、しっかりご確認いただけると思います。

総人口の人口増減数および人口増減率の推移

(1950年〜2023年)

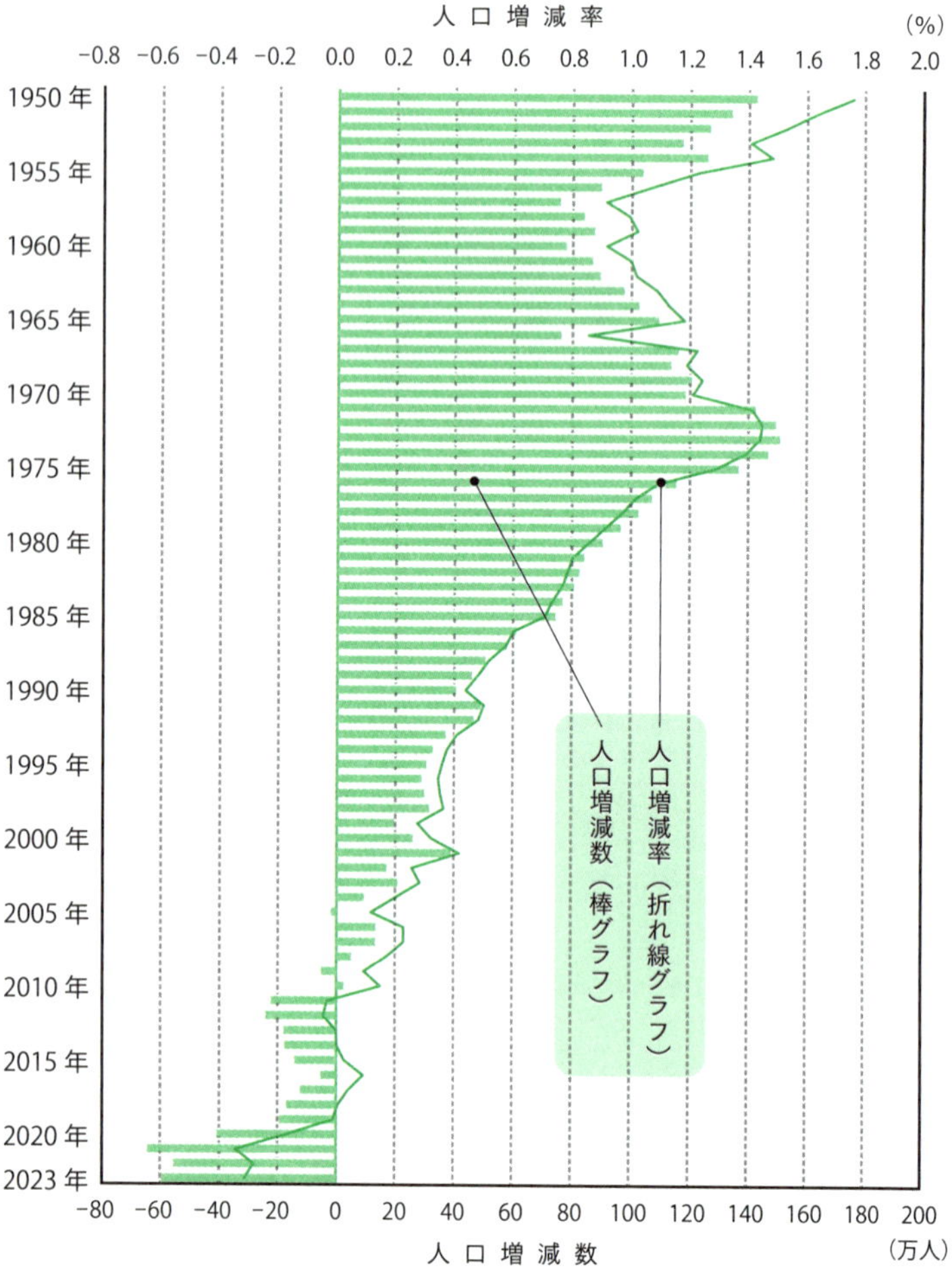

総務省統計局『人口推計(2023年(令和5年10月1日)現在)』
のデータをもとに作成

さらに、年代別で見てみると、15歳未満人口は1417万3千人。前年に比べて32万9千人の減少となり、全人口からの割合は11・4％で過去最低となっています。労働人口である15～64歳人口は7395万2千人。やはり前年に比べて25万6千人の減少となり、全人口からの割合は59・5％となっています。

逆に、65歳以上人口は3622万7千人。前年に比べて9千人の減少となりましたが、全人口からの割合は29・1％で過去最高となりました。このうち後期高齢者と言われる75歳以上人口を見てみると2007万8千人。前年に比べて71万3千人の増加で、初めて2000万人を超えることになり、全人口からの割合も16・1％で過去最高となりました。

ちなみに、15歳未満の人口の割合が75歳以上の人口の割合を上回っているのは、47都道府県で唯一沖縄県だけ。それ以外の46都道府県は、すべて75歳以上の人口の割合が15歳未満の人口の割合が上回っている状態です。

今後ベビーブーム世代や団塊の世代がさらに年齢を重ねていく中、こうしたことを考えても、いかに人口の高齢化が進んでいるかがおわかりいただけると思います。

日本の人口ピラミッド

（2023 年 10 月 1 日現在）

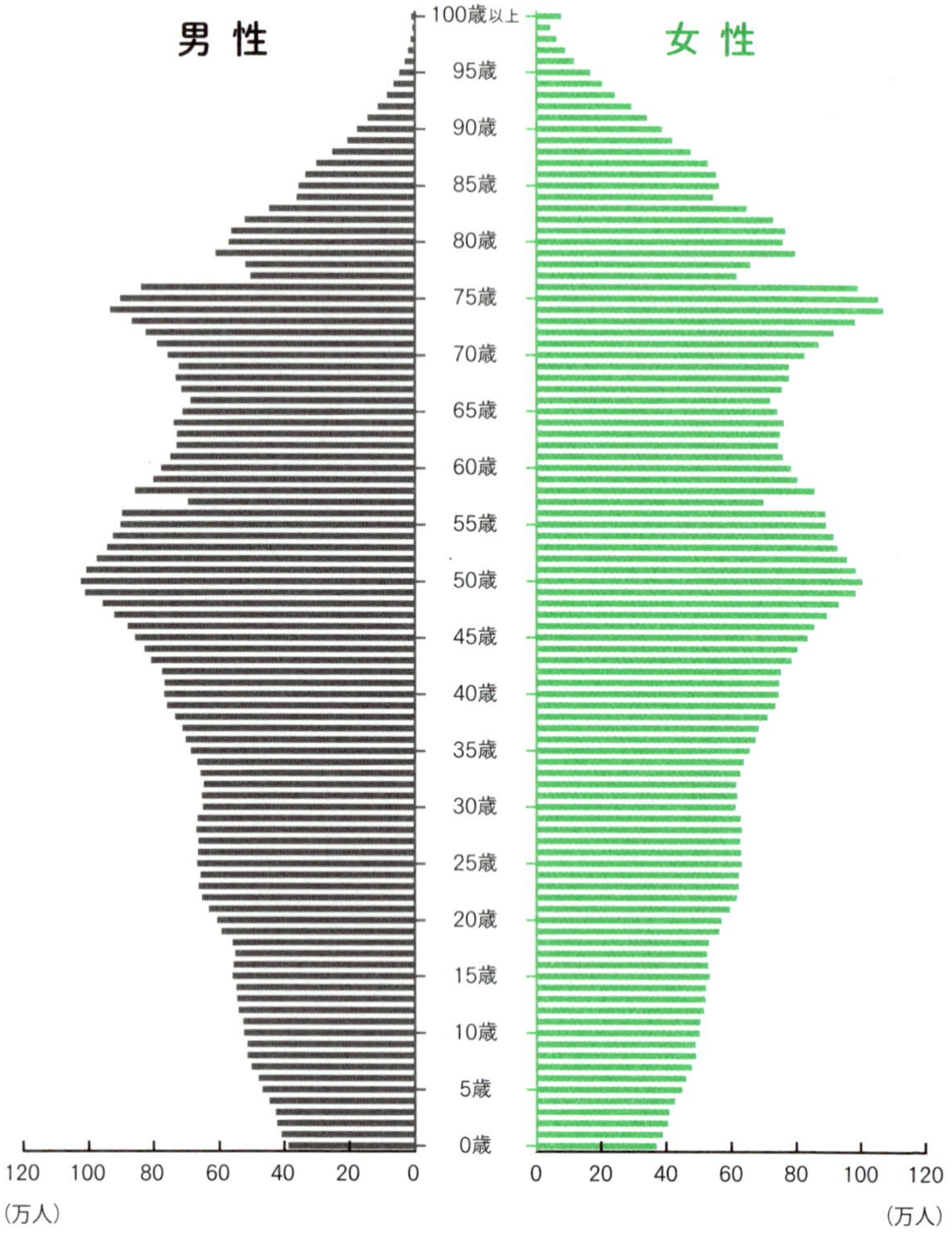

総務省統計局『人口推計（2023 年（令和 5 年 10 月 1 日）現在）』のデータをもとに作成

●不健康な期間ができるだけ少ないことが望ましい

人口の高齢化が進む中、もうひとつ注意しておきたいことが、「平均寿命」と「健康寿命」の差です。平均寿命とは「0歳における平均余命」のことで、厚生労働省が毎年公表しています。また、健康寿命とは、「健康上の問題で日常生活が制限されることなく生活できる期間」のことで、3年ごとに発表されています。

このふたつの差は、日常生活に制限のある「不健康な期間」がどれだけあるかを意味することになり、できるだけその差が少ないことが望まれます。

具体的な数字を見てみると、2019年の平均寿命は、男性が81・41歳、女性が87・45歳で、健康寿命は、男性が72・68歳、女性が75・38歳でした。男性は8・73年、女性は12・07年の差が生じていることになりますが、2010年から見てみると、医療の発達などもあり、男女ともに徐々に縮小傾向にあります。

この差が縮小傾向にあることは非常に喜ばしいことですが、それでも10年前後もの間、身体に何らかの支障がある状態で生活しなければならないとなると、軽視することはできません。

さらに、次のページのグラフを見ていただくとわかるとおり、平均寿命が伸びています。それは「健康寿命と平気寿命の差が生じている時期」の年齢が上がっていくことにもなります。それにつれて、**介護が必要な事態に直面するときの年齢も上がっていく**ということです。

●福祉・介護サービスの人材確保が不可欠

〝老老介護〟という言葉がありますが、ご夫婦同士での介護はもちろんのこと、お子さんが介護をする場合でも、年齢が上がっていくことで、体力・気力ともに十分とはいえない方が増えていくと思います。介護の問題について、気にせざるを得ない方は少なくないでしょう。そうした中で、福祉・介護サービスは、より一層確実に重要視されないといけない分野といえますし、人材確保に真剣に取り組んでいかなければならないのです。

そのためには、福祉・介護サービスの仕事が、働きがいのある職業として社会的に認知され、特に若い世代の方々から魅力ある職業として選択されるようにする必

平均寿命と健康寿命の推移

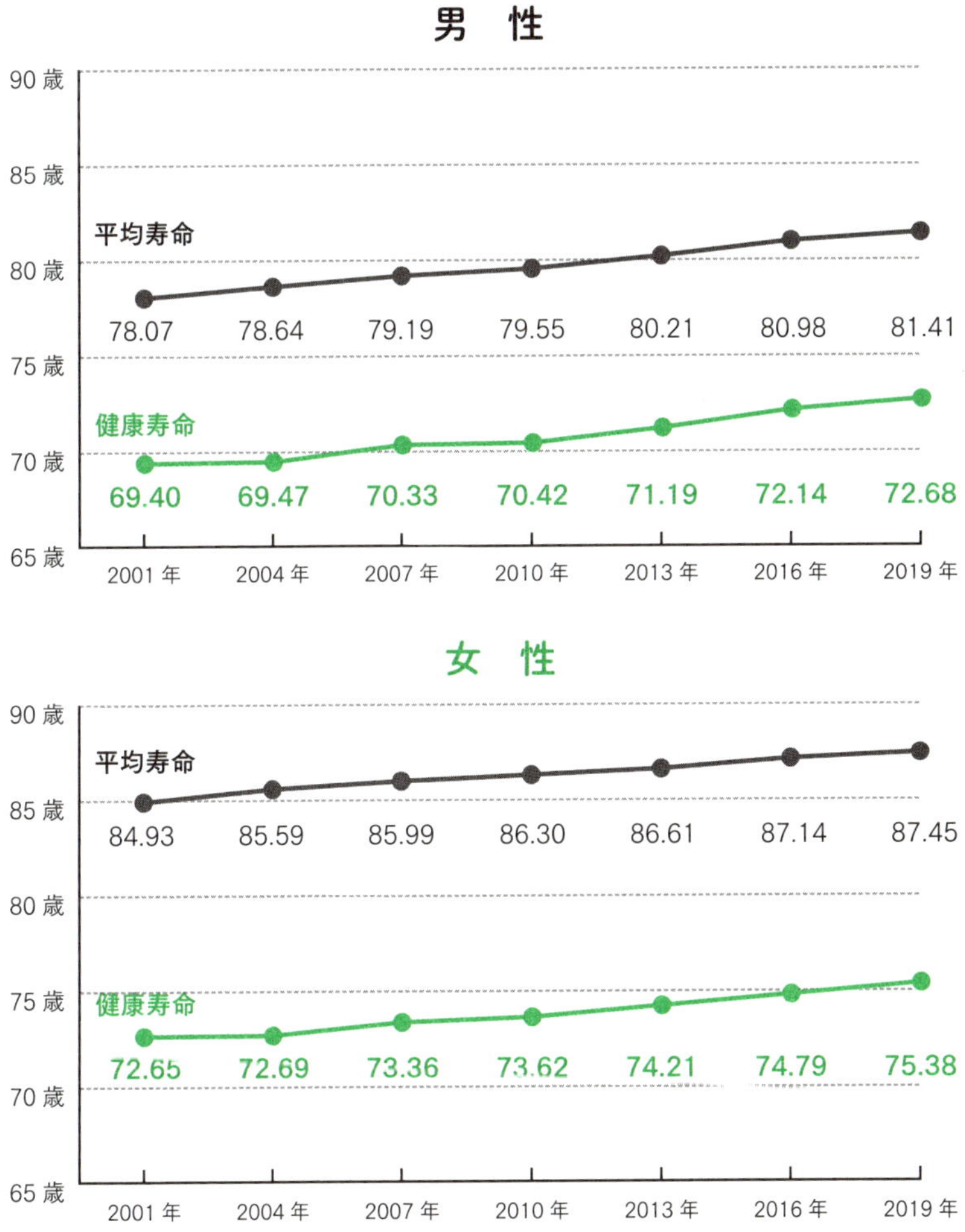

内閣府『令和 6 年版高齢社会白書（全体版）』をもとに作成

要があります。国も何もしていないわけではなく、厚生労働省は平成19年8月にそれまでの人材確保指針を見直し、「社会福祉事業に従事する者の確保を図るための措置に関する基本的な指針」という福祉・介護サービス分野の人材を確保するための新しい指針を策定しました。この一環として、介護の日を含む2週間（11月4日から11月17日まで）を「福祉人材確保重点実施期間」と定め、全国各地で関係団体などによる様々な行事が開催されています。

とはいえ、現段階で介護に携わる方の人数は、まだまだ決して多くはありません。さらに、従業員不足から来る各個人への負担の大きさや、給与面でも決して高い水準とはいえない現状があり、現実はかなり厳しい状態です。

老人ホームに入居するとなると、かなり高額な費用がかかりますし、そもそもご家族やご本人が老人ホームに入ることを希望せず、介護サービスをほとんど利用しない方も結構な割合で見かけます。そういったご家族には、本当に頭が下がります。しかし、私としては、「もう少し福祉サービスを頼ってみてもいいんじゃない？」と思うことが多いです。

●介護による疲労は精神的にも肉体的にも襲ってくる

認知症は精神科分野なので、私の患者さんでも認知症の方はいらっしゃいます。もちろん患者さんの多くはご高齢の方です。足腰が弱っている場合もありますし、認知症によって迷子になってしまったり、会計の仕方や身の回りの生活に色々支障が出ていたりするために、一人で受診することはかなり難しく、ご家族が付き添っていらっしゃいます。

そういったとき、診察をするのはもちろん患者さん本人なのですが、ご家族についても不安になることが多々あります。明らかに疲れた顔をしていたり、イライラが出ていたり……。また、介護疲れがあるのは当然にもかかわらず「家族のことだから、やって当然だ」という義務感からか、すべてを自分で背負い、さらに疲れを見せてはいけないと考えてしまう人も多いようです。

介護による疲労は、精神的にも肉体的にも襲ってきます。もし今、介護をしている方がいたら、次のページのようなことに当てはまっていないか、考えてみてください。

Check

介護疲れのときに見られること

身体的疲労

- 睡眠がなかなか取れない
- 微熱などの体調不良が続いている
- 常に疲れが取れない
- 前よりもすぐ疲れるようになった
- やろうと思ってもなかなか身体が動かない
- 食欲が湧かない、または爆食してしまう

精神的疲労

- ネガティブになった
- 楽しかったことがなかなか思い出せない
- 常に緊張感がある
- 誰かに相談する気力もない
- 同じ考えが頭から離れず、考えがまとまらない
- イライラすることが増えた
- 感情のコントロールができない
- 社会のことに関心が持てない

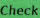

いかがでしょうか？

これらの症状にかなり心当たりがある方は、介護疲れが溜まっていると思います。特に「とにかく自分で何でもがんばる」「誰かに相談することができない」「どう相談して良いのかわからない」という人は注意が必要です。場合によっては、一度メンタルクリニックに相談しても良いかもしれません。

●介護を行っていると疲れてしまう理由

なぜ介護を行っていると疲れるかと言うと、いくつかの理由が考えられます。

まず根底にあることとして「ものすごく体力を使う」ということがあげられます。「起き上がること」「移動すること」「排泄行為」「お風呂などの清潔保持」など、とにかく生活のあらゆる場面で体力的な負担がかかります。しかも子供とは違い、大の大人ですから、何十キロの体重を支えるのは容易なことではありません。

そのうえ同じ作業でも、それまでより気を遣わなければいけないことが多くなります。たとえば、食事ひとつでも「喉《のど》につっかえたらどうしよう」と考えたら「刻み食」や「とろみをつける」などと考えないといけません。また、臥床《がしょう》（ベッドで寝ていること）していることが多い人であれば、褥瘡《じょくそう》ができないように体位交換をする必要がある（同じ部分にずっと圧がかかるとそこに炎症が起きてしまいますが、自分では寝返りを打てないため、体位を変えてあげる必要があります）など、一般的には本人が自分でできるようなことにも、気を配らないといけなくなります。

さらに、認知機能が低下すると、それまでは何事もなく意思疎通が図れていたにもかかわらず、なかなか理解をしてもらえなくなったり、逆に理解できない行動を取ったりすることもあります。物忘れが多くなれば、「これ言ったのに！」などとつい言ってしまい、お互い悪気なく、喧嘩《けんか》になってしまいがちです。

認知症の場合、原因となる病気がいくつかありますが、その種類によっては、認知機能の低下に先だち、イライラや不安などの感情障害が目立つ方もいます。そういった感情に共感して疲労してしまうことや、怒りをぶつけられることが多いために、つらくなってしまうことも少なくありません。

そのほか、認知症によくある症状と言えば徘徊《はいかい》です。いきなり家族がいなくなったら気が気ではありませんし、さらにそれによって何が起こるかもわかりません。そのため、どこに心の矛先を向けて良いのかわからなくなる方が多いです。そうしているうちに心がどんどんむしばまれていき、自分自身が抑うつ状態に陥ってしまうことも少なくないのです。

●すべてを自分で完璧に成し遂げることは難しい

介護によるメンタル不調に陥りやすい方の特徴としては、次のようなことがあげられます。

- 一人で全部やろうとする人
- 「〜べき」と物事を考える人
- 完璧主義の人
- 人を頼れない人、自分ですべて解決しようとする人
- 自己肯定感が低くなりやすい人や、罪悪感を感じやすい人

一人でやろうとしたり、人を頼るのが苦手だったりすれば、当然自分にのしかかる負担が増えていきます。それに加えて物事を〝べき論〟で考えたり、完璧主義な方ですと、すべてを自分で完璧に成し遂げるなんて無理なことなのに、（なんで自分はできないのか……）と自分で自分を追い詰めることになります。また、もともと自己肯定感が低い方は、ちょっとでも介護されている人が怒ったりしたときに、（自分が悪いのではないか……）という思いにとらわれて、人一倍悩んでしまうことになります。

ここで少し、残念なデータをご紹介します。

厚生労働省が発表した『令和4年度「高齢者虐待の防止、高齢者の養護者に対する支援等に関する法律」に基づく対応状況等に関する調査結果』によると高齢者の世話をしている家族、親族、同居人などによる高齢者虐待の「相談・通報件数」は3万8291件で、前年度に比べて1913件増。また、「虐待判断」の件数は1万6669件で、前年度に比べて243件増でした。

虐待の発生要因は次のページのとおりですが、「介護疲れ・介護ストレス」が大

虐待の発生要因

（複数回答）

		件数	割合(%)
虐待者側の要因	a) 介護疲れ・介護ストレス	9,038	54.2
	b) 虐待者の介護力の低下や不足	7,642	45.8
	c) 孤立・補助介護者の不在等	5,932	35.6
	d)「介護は家族がすべき」といった周囲の声、世間体に対するストレスやプレッシャー	1,828	11.0
	e) 知識や情報の不足	7,949	47.7
	f) 理解力の不足や低下	7,983	47.9
	g) 虐待者の外部サービス利用への抵抗感	3,911	23.5
	h) 障害・疾病	5,190	31.1
	i) 障害疑い・疾病疑い	4,262	25.6
	j) 精神状態が安定していない	7,840	47.0
	k) ひきこもり	1,651	9.9
	l) 被虐待者との虐待発生までの人間関係	7,748	46.5
	m) 家族環境（生育歴・虐待の連鎖）	3,225	19.3
	n) 他者との関係のとりづらさ・資源への繋がりづらさ	5,735	34.4
	o) 飲酒の影響	1,722	10.3
	p) 依存（アルコール、ギャンブル、関係性等）	1,385	8.3
	q) その他	1,384	8.3
被虐待者の状況	a) 認知症の症状	9,430	56.6
	b) 精神障害（疑いを含む）、高次脳機能障害、知的障害、認知機能の低下	5,184	31.1
	c) 身体的自立度の低さ	7,490	44.9
	d) 排泄介助の困難さ	5,159	30.9
	e) 外部サービス利用に抵抗感がある	2,683	16.1
	f) 障害・疾病	5,966	35.8
	g) 障害疑い・疾病疑い	2,142	12.9
	h) その他	1,041	6.2
家庭の要因	a) 経済的困窮・債務（経済的問題）	5,565	33.4
	b) 家庭内の経済的利害関係（財産、相続）	2,864	17.2
	c)（虐待者以外の）他家族との関係の悪さほか家族関係の問題	5,470	32.8
	d)（虐待者以外の）配偶者や家族・親族の無関心、無理解、非協力	3,820	22.9
	e) その他	628	3.8
その他	a) ケアサービスの不足の問題	4,344	26.1
	b) ケアサービスのミスマッチ等マネジメントの問題	1,004	6.0
	c) その他	347	2.1

厚生労働省『令和４年度「高齢者虐待の防止、高齢者の養護者に対する支援等 に関する法律」に基づく対応状況等に関する調査結果（添付資料）』より作成

きな割合を占めているのがおわかりいただけると思います。なお、同調査によると、高齢者虐待等による死亡事例は32件ありました。

こうしたことを見ても、**介護によるメンタル不調をそのままにしておくと、高齢者虐待が発生し、最悪の場合、死亡にまで至ってしまう可能性がある**ことがおわかりいただけると思います。

自分が疲れてしまっていたら、いい介護ができない

最後に介護によるメンタル不調にならないための対策を載せておきます。

まずは〝レスパイトケア〟の活用です。レスパイトケアとは、介護を担う家族が**一時的に介護から離れ、休息をしてリフレッシュを図るために行われるサービス**のことで、次のページのとおりいくつか種類があります。

入院までしなくても、デイサービス等を利用し、日中に一人の時間を少し確保するだけでも、心の余裕が違ってきます。公的な介護保険サービスであれば、使える制限はあるものの料金も安くなりますし、導入するには最適ではないでしょうか。

レスパイトケアを活用してみよう

● 介護保険サービスで行うレスパイトケア	
訪問介護（ホームヘルプ）	ホームヘルパーが自宅を訪問し、排泄や入浴、食事などの介護や掃除、調理、買い物などの支援を行います。
通所介護（デイサービス）	自宅まで送迎をして、主に朝から夕方までの日中の時間、介護施設で預かるサービスです。
短期入所生活介護（ショートステイ）	1日から最大30日間、連続で介護施設を利用することができるサービスです。
● 医療保険で行うレスパイトケア	
レスパイト入院	在宅療養していて、医療的な管理や介助を必要としている方が一時的に入院することができるものです。
● 介護保険外のサービスで行うレスパイトケア	
家事援助サービス	内容的に介護保険では制限される家事援助も、介護保険外のサービスであれば利用することができます。
外出支援サービス	外出することが困難な人の外出をサポートしてくれるサービスがあります。
見守りサービス	寝たきりや認知症をはじめ、日中でも夜間でも見守りをお願いできるサービスがあります。

また、一人で抱え込まずに、地域と連絡を取って相談に乗ってもらうことも重要です。まずは、お住まいの市区町村の〝介護保険課〟などの担当窓口や、最寄りの〝地域包括支援センター〟に相談することを考えてみましょう。

公的な介護保険サービス以外にも、たとえば、認知症の当事者同士や介護者同士の話し合いや相談ができる〝認知症カフェ〟のように、利用できるものはたくさんあるので、調べてみてください。

自分が疲れてしまっては、介護される側も気が気ではないです。お互いがお互いを思った介護をするためにも、ぜひこういったサービスを使ってみてくださいね。

何よりも一番頭に入れておいていただきたいのは、次のことです。

「介護は肉体的にも身体的にも疲れて当然！」

「ちゃんと考えているだけで今のあなたは親孝行！」

そして、「介護って、人を頼って良いことなんだよ！」

Column

・コラム・

ツボ押しでメンタルケア

・手軽にできるセルフメンタルケア

手軽に5分で、仕事をしながらでもできるセルフメンタルケアのひとつにツボ押しがあります。ツボは東洋医学の考え方で全身に300以上もあり、漢方などと同じく、ひとつのツボがひとつの症状に効くというわけではありません。ここでご紹介するツボはメンタルに作用するものですが、中には便秘や肩コリへの効果など、ほかにも効果が期待されるものもありますので、気軽に試してみてくださいね。

ご紹介するツボ

1 神門《しんもん》

2 合谷《ごうこく》

3 内関《ないかん》

4 膻中《だんちゅう》

5 百会《ひゃくえ》

6 風池《ふうち》

オススメのツボ 1

神門
（しんもん）

手のひら側にあります。手首のシワの真ん中に、人差し指を置き、小指側にずらして、骨で止まるところ。ちょうど凹んでいるところになります。

Point

「心と繋がっている」といわれるツボです。ストレスやイライラの緩和に役立ちます。強い不安感があるときにもオススメのツボです。また、構音障害にも効果があるといわれています。実は同じ名前のツボが耳にもあるのですが、そちらも同じような作用があり、心を整えてくれます。

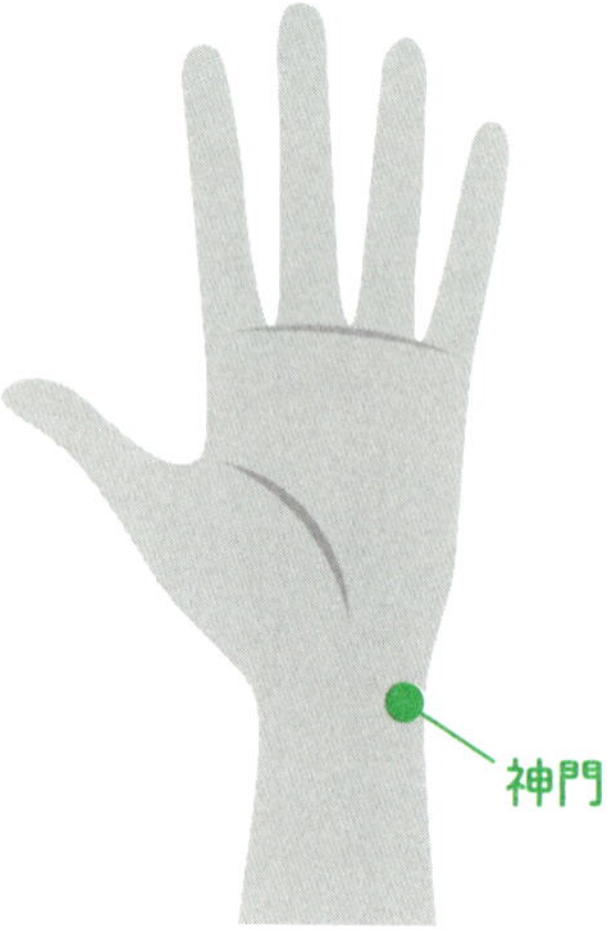

Column

オススメのツボ2

合谷
（ごうこく）

手の親指と人差し指の根本にある「Vの字」の骨をまず見つけます。そこから少し先端に向かったところが凹んでいます。その凹みから、やや人差し指によったところで、押すと結構痛いと感じる部分です。

Point

何百と言われるツボの中でも、脳に刺激が伝わりやすいツボで、色々な効果があるため「万能のツボ」ともいわれます。肩コリや頭痛、鼻づまり、便秘などの症状に効果があり、さらに、自律神経を整える効果もあるため、ストレスや神経過敏、集中力がない、気分が落ち込むなどの症状があるときに刺激すると、症状が緩和されます。

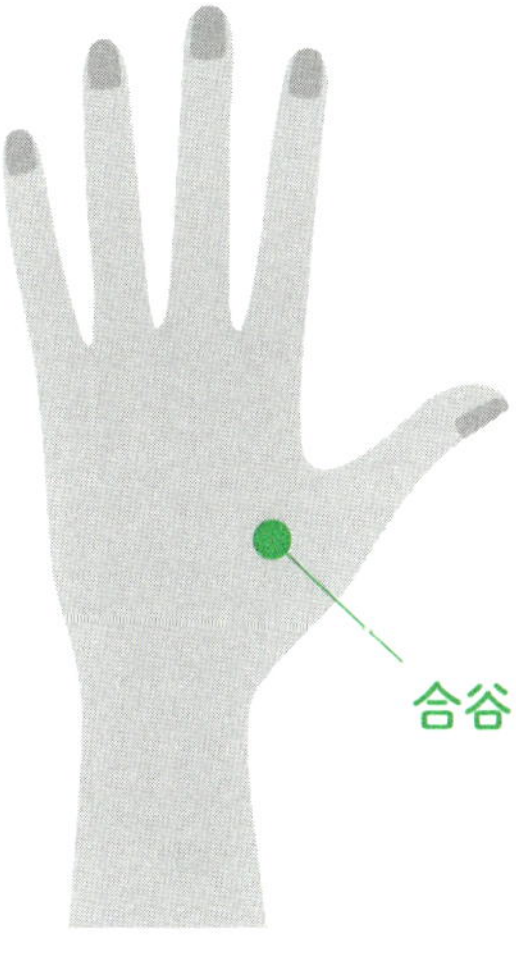

オススメのツボ 3

内関
（ないかん）

手のひら側の手首のシワから、指３本分腕の方に下りていった真ん中あたりにあるツボです。

Point

心臓の不調にも使われるツボで胸痛や動悸が出る方、寝汗をかく方にオススメ。寝汗は東洋医学ではエネルギー不足を表すといわれています。すごく暑くもないときに汗をかくのは疲れている証拠。そんなときは精神的にも安定していません。エネルギー不足は体力だけでなく心もむしばんでいきます。早めに対処しましょう。

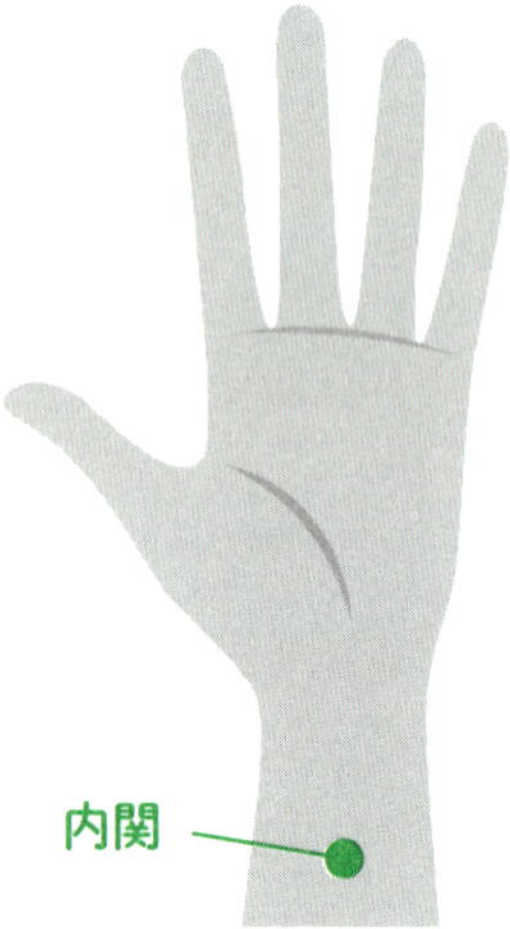

Column

オススメのツボ4

膻中

（だんちゅう）

乳頭と乳頭のちょうど間に位置し、胸骨がある部分です。

Point

ここは経絡《けいらく》でエネルギーの通り道といわれています。また、呼吸器系の筋肉に刺激が起きるため、息切れや動悸に作用します。それに伴い、不安や緊張、なかなか眠れないといったメンタルの部分にも作用します。ほかにも、つわりや母乳がなかなか出ないといった症状にも効果があります。

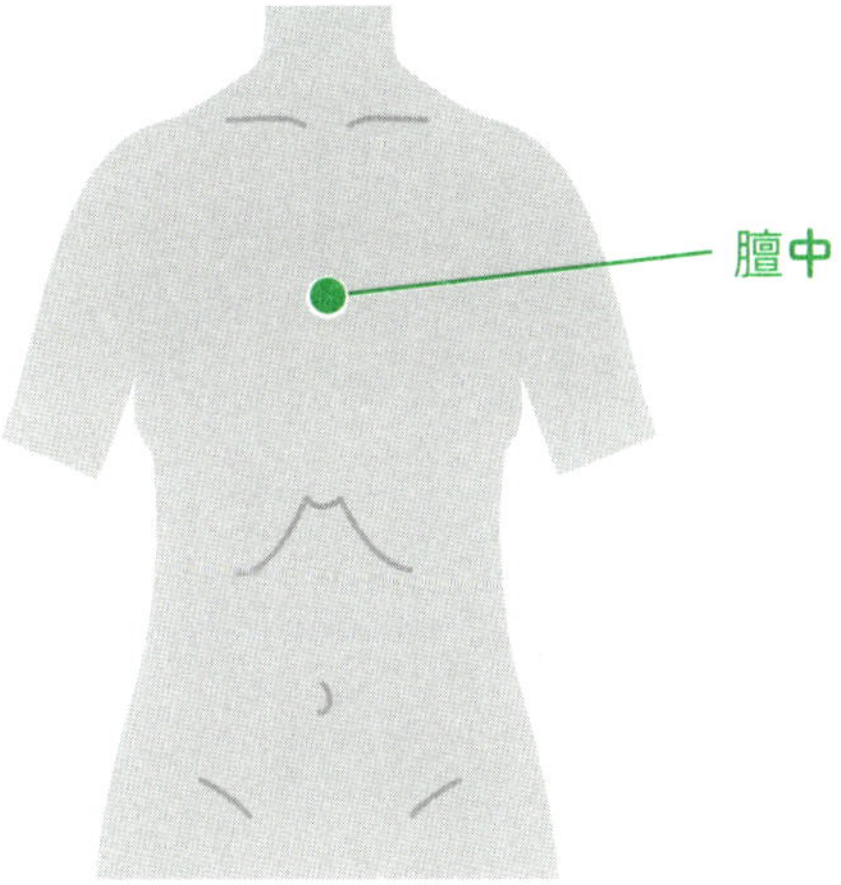

オススメのツボ 5

百会

（ひゃくえ）

頭のてっぺんにあるツボです。両耳を頭の上を通してまっすぐに結んだ線の上で、頭頂部にあたるところにあるツボになります。

Point

メンタル面を整えるにはかなり有名なツボで、鎮静効果に優れているため、神経過敏になっているのを自分で感じたときや、イライラが原因となる不眠に最適のツボです。疼痛に対する効果もあります。

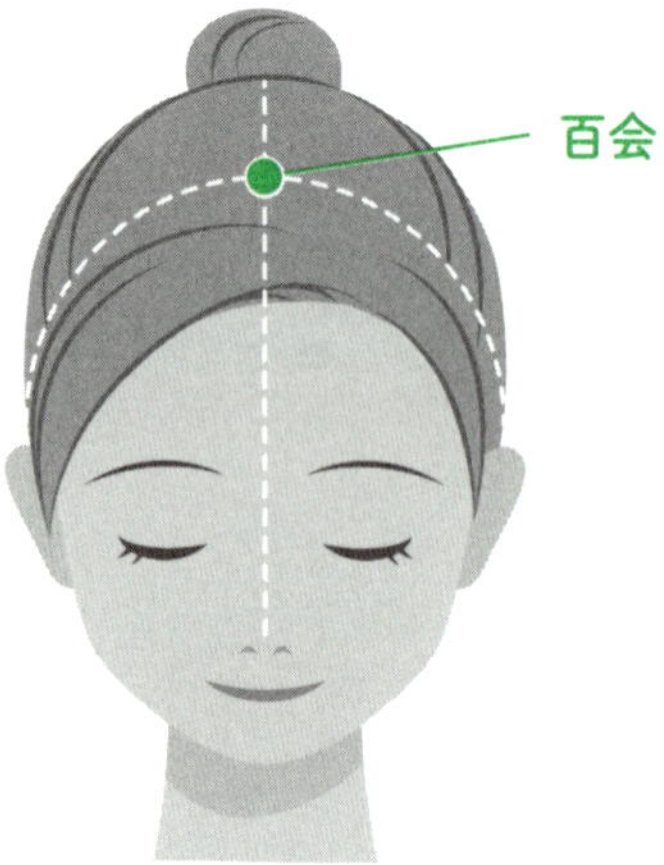

Column

オススメのツボ6

風池
（ふうち）

首のうしろ、後頭部の真ん中にある骨のくぼみから、指３本分左右に移動したところ。親指を置き、頭蓋骨を囲むようにしてぐっと親指で押します。

Point

ここは東洋医学でいう“気”と“血”に作用し、巡りを良くしてくれるような作用があります。そのため、頭が凝り固まっている方や、なんとなくすっきりしないといった症状がある方にオススメです。

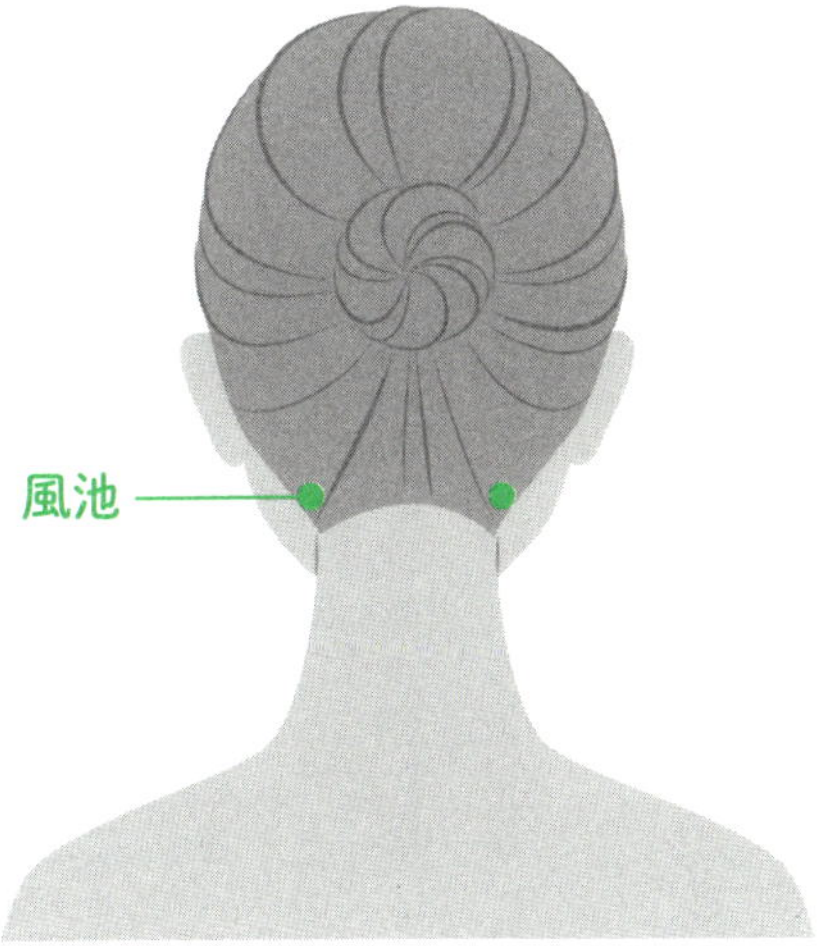

◆薬について正しい知識を身につけましょう

●毎年秋に訪れる「薬と健康の週間」

秋には「体育の日」「読書の日」「勤労感謝の日」など様々な記念日がありますが、「薬と健康の週間」というものがあることをご存じでしょうか？

これは毎年10月17日から1週間、「医薬品を正しく使用することの大切さ、そのために薬剤師が果たす役割の大切さを一人でも多くの方に知ってもらう」という目的で、厚生労働省、都道府県、日本薬剤師会および都道府県薬剤師会が主催しているもので、ポスターなどを用いた広報や地域住民に向けたイベントの開催など、積極的な啓発活動が行われています。

精神科で診察をしていると、「薬に抵抗がある」「精神科の薬は依存するから飲みたくない」という声を度々耳にします。ですから、ここで少し精神科で扱う薬についてお話ししたいと思います。今は特に必要ない方でも、もし何かあったときに頭の片隅に入れておいていただきたいです。また、実際に精神科を受診しようか迷っている方や、受診したけど薬を飲むことに抵抗があって迷っている方にも、ぜひ読んでいただきたいです。精神科を受診したからといって、必ず薬を処方されて飲まなければいけなくなるわけではありません。正しい薬の知識をつけたうえで、検討していただきたいと思います。

●精神科で扱う様々な薬について

まず、精神科で扱われる薬の種類を見てみましょう。主なものでは「抗精神病薬」「抗うつ薬」「気分安定薬」「抗不安薬」「睡眠薬」といったものがあげられます。また、「抗認知症薬」「抗パーキンソン病薬」「抗てんかん薬」「ADHD治療薬」「アルコール依存症治療薬」「漢方薬」なども場合によって使用されます。

これはどの薬にもいえることですが、正直それほど困っているわけではない場合や、時々症状がある程度でそこまで気にならないという範囲内であれば、薬を飲む必要も病院に行く必要もないと思います。ただ、生活に何らかの支障を来していたり、自分でも困っているようであれば、一度クリニックを受診するのもひとつです。

【抗精神病薬】

抗精神病薬は、脳内のドーパミン神経の活動を抑えることで、不安や緊張を和らげる働きや、幻覚や妄想を抑える働きなどがある薬です。主に統合失調症に処方しますが、うつ病、双極性障害にも使用することがあります。

種類によっては、発達障害の方によくある症状である易刺激性《いしげきせい》（些細なことで不機嫌になる）や感覚過敏（音や光など、苦手な刺激への過敏な反応）を和らげるために使用することもあり、その場合、小児に対しても使用します。

抗精神病薬には依存性はありませんし、発達障害の人の感覚過敏による生きにくさやうつ病の意欲低下にも効果があるので、結構幅広く使える薬です。なお、持効性注射製剤という、筋肉注射すれば1～3カ月間効果が持続する剤形もあります。

【抗うつ薬】

抗うつ薬は名前の通り、うつ病に使用するほか、強迫性障害やＰＴＳＤ（心的外傷後ストレス障害）に使用する薬です。

抗うつ薬の役割を一言で言うと〝脳の環境調整〟です。時々、抗うつ薬を飲むことで「脳がコントロールされるのでは？」と言う患者さんがいますが、逆です。病的な気持ちの落ち込みの直接的原因は、バランスを崩してしまった脳内環境にあります。脳内環境を元の状態に戻すために使用されるのが抗うつ薬なんです。

うつのときは、普段だったら気にしないようなことで不安になったり、理由もなく悲しくなったり、色々なことを悲観的に考えてしまったり、正常な判断ができない状態になります。ですから、よく「うつのときは重要な決断はしないようにしてください」というお話をします。

抗うつ薬は、そんなバランスが崩れて正常に働いていない脳を〝正常な判断ができる状態に戻す〟ために飲むものだと考えてください。

うつをはじめとする精神疾患に対する理解がかなり進んできたとは思いますが、まだ〝こころ〟という実態のないものに対して、「気持ちの問題だ」と思っている人は多いように思います。抗うつ薬は、そういった非科学的なものではなく、脳内環境を整えるために〝脳内の神経伝達系〟に働きかける薬です。

抗うつ効果が表れるまでには約1〜2週間くらいかかります。少し時間がかかることは申し訳ないですが、「今日までずっと暗い気持ちだったのに、飲んで次の日にいきなり気分が明るくなったら、それこそ怖くない？」と考えていただければと思います。

また、抑うつ症状が消えたら、すぐ自分で服用をやめてしまう方がいらっしゃいますが、薬で脳内環境を整えているから良くなっているのであって、その状態ではまだ自力で正常に働けるほど回復しているわけではありません。補助輪ありの状態で初めて自転車の漕ぎ方を覚えた人が、次の日にすぐ補助輪を外して、スルスル漕げるわけではありませんよね。逆にヨタヨタしてすごく危険です。抗うつ薬は、その補助輪みたいな作用です。

すぐに断薬してしまうと再発リスクが高まりますし、急にやめてしまうと反動が来てしまうこともあります。抗うつ薬は再発防止のためにも症状が良くなってから3カ月間くらいは内服を継続するようにし、徐々にやめるようにしましょう。

ちなみに多くの方が勘違いしていますが、**抗うつ薬も依存性はありません**。

【気分安定薬】

気分安定薬は、双極性障害（躁《そう》うつ病）において「躁状態（テンションが上がり過ぎて、怒りっぽくなったり、散財し過ぎてしまったり、症状が強い場合は妄想も起こる）」と「うつ状態」の両方にアプローチする作用を持ち、気分の大きな変動を抑制する、そして躁うつ両方の予防効果がある薬です。

双極性障害は、まだあまり馴染みのない病名かもしれませんが、うつを繰り返している人や、全然寝なくても日中活動できる時期があったり、「何でもできる！」と思うような時期があったりする人は注意が必要です。

ちなみに、双極性障害はうつと躁の間隔が何カ月～何年単位で来るといわれていますが、数日単位で軽い躁状態とうつ状態を繰り返す、気分循環性障害というものもあり、そうした患者さんは「感情がジェットコースターみたいで疲れる」という表現をされることがあります。

この気分循環性障害は若い方にも結構多い疾患です。それ故に、まだ会社で勤務していない学生だったりすると、どうにか授業をやりくりしたりすることで医療とは繋がらないこともしばしば。自分では〝メンタルの浮き沈みが激しい〟とは思っても、軽い躁状態になると「まあ、いっか」となり、うつ状態のときには身体が動かないから引きこもりがちでクリニックに行く元気がなくなり、なかなか受診することが難しくなります。

気分安定薬には化学元素のリチウム（Li）を有効成分とする炭酸リチウム、抗てんかん薬でもあるバルプロ酸やカルバマゼピンなどがあります。

このうちリチウムの投与中は定期的にリチウムの血中濃度を調べることが必要です。（精神科って採血の必要あるの？）と思われる方がいるかもしれませんが、実は精神科も採血が必要になることが多い科です。こういった血中濃度を調べる必要がある薬もありますし、そもそも抑うつ気分の理由が「甲状腺疾患」や「貧血」などの器質性疾患であると考えられる場合があります。実際、動悸や息苦しさ、疲れやすさ、不眠といった症状でクリニックを受診した方が、実は甲状腺機能亢進症だったという例は少なくありません。また、抑うつ気分の原因が甲状腺機能低下症のことも、結構あるんです。（日本人の成人女性の10人に1人が甲状腺機能低下症です）

ちなみに、この**気分安定薬も依存性はありません**。こう思うと、精神科で扱う薬も結構依存性がないものも使っているということです。

【抗不安薬】

抗不安薬は、おそらく睡眠薬と同じくらいよく使用され、結構内科でも出されることがある薬です。ここまでご紹介してきた薬と違い、即効性がありますが、一時的な薬でもあります。耐えがたい不安で苦しんでいる方にはとても有用ですし、お守り代わりになる薬でもあります。

抗不安薬は、目に見えてすぐに効果がわかるので、よく処方されがちですが、特徴を知って上手に使うことが大切です。漫然と使っていると依存性が生じてしまうことがあります。しかし、もちろん使い方によるので、1錠も使うべきではないなどと勘違いしないでください。**抗不安薬の種類はとても豊富で、精神科医は患者さんの状態に合わせて、作用の強さ、作用時間などを考えて処方**します。

まずは「作用時間」を見てみましょう。

●短時間型……効果のピークは1時間未満、作用時間は3〜6時間
（リーゼ・デパスなど）

●中間型……効果のピークは1〜3時間、作用時間は12〜20時間
（ワイパックス・ソラナックス・レキソタンなど）

●長時間型……効果のピークは1〜8時間、作用時間は20〜100時間
（セルシン・セパゾンなど）

●超長時間型……効果のピークは1〜8時間、作用時間は100時間〜
（メイラックスなど）

抗不安薬は、**作用時間によって「短時間型」「中間型」「長時間型」「超長時間型」の4つに分類**されます。同じ〝時間型〟でも、それぞれの製剤ごとで時間に差はありますが、大きく分けるとこのようになります。

短時間型〜中間型に関しては、即効性を期待して使うことが多いです。症状が出たときの頓服薬として使うこともあります。長時間型は即効性も期待できますし、

飲み続けていくことで不安を落ち着かせていくこともできます。超長時間型は、全体的に落ち着かせる土台を作るような使い方をすることが多いです。

また、作用時間が短いほど依存しやすいため、薬をやめていくために短時間型から少しずつ作用時間が長い薬に変更していくことも多いです。ただ、人によっては作用時間が長い抗不安薬を使っていると、身体に薬が溜まって眠気やふらつきが出やすいので、自分で判断せず、医師と相談してください。

そして、作用時間のほかに、もうひとつ大切な使い分けの軸があります。それは、「抗不安薬の作用」による使い分けです。

抗不安薬は、**「抗不安作用」「鎮静作用」「筋弛緩作用」「抗けいれん作用」の4つの作用から成り立ちます**。抗不安薬はたくさんの種類があるため、どの作用を強く効かせるかを考慮して薬を選ぶ必要があります。

たとえば、短時間型の「デパス」は抗不安作用だけでなく、鎮静作用が強いため睡眠薬として使用することもありますし、筋弛緩作用も強いので、肩コリにも保険適用となっています。ただし、先ほども書いたとおり、短時間型は依存傾向も強いため、使い方はかなり注意が必要ですし、筋弛緩作用と鎮静作用が強いということは、日中使うとふらつきや日常生活に支障を来すような強い眠気が出てしまう可能性もあります。薬の作用は一長一短ということです。

中間型の抗不安薬は、どれも抗不安作用が強く即効性に優れていて、私も処方する頻度がある程度高いです。「レキソタン」は筋弛緩作用も強く、緊張性頭痛など、精神的な緊張による身体症状にも効果があります。

長時間型の抗不安薬は、どれもある程度抗不安作用が強いですが、「セパゾン」は鎮静作用と筋弛緩作用がそこまで強くないため、ほかの薬で「足に力が入らない」といった副作用があった人には向いています。「セルシン」には注射もあり、鎮静作用が強いので、不安で強い興奮作用がある方やなかなか内服ができない方には注射を打つことがあります。

なお、やはり長時間型で抗不安作用のある薬には「リボトリール」という抗てんかん薬もあり、この薬は「悪夢を見る方」や「レム睡眠行動障害」がある方にも使われます。レム睡眠行動障害とは、夜中、睡眠中に自分自身では意識がない状態で、突然はっきりとしゃべり出したり、身体を動かしたり、立って動き出すような行動をする病気です。レム睡眠は「脳は活動していて体が眠っている」という状態です。脳は活動しているために様々な夢を見ますが、体の筋肉は脱力しているため、通常、身体は大きく動きません。しかし、レム睡眠行動障害の場合、レム睡眠時に体の筋肉が緩まず、脳の見ている夢に合わせて口や体がしっかりと動いてしまうのです。そのため、家族がびっくりして相談に来ることがあります。

超長時間型の抗不安薬である「メイラックス」は、作用時間が長いため、1日1回で効果をもたらします。抗不安作用は中くらいなので、ある程度状態が落ち着いていて、薬をだんだんやめていきたい人、依存が気になる人に向いています。

精神科の薬は依存性があると言われる原因は、この抗不安薬が一因です。ただし、使い方の問題です。不安が強いからといって自分で乱用すればもちろん依存傾向にいきますが、しっかり**用法を守って医師が決めた範囲内で内服すれば、症状を抑える良い薬**です。また、前述の抗うつ薬は効くまでに時間がかかるため、それまでの不安の対処として抗不安薬を使うことも良いと思います。

【睡眠薬】

睡眠に悩んでいる方、かなり多いのではないでしょうか。不眠については、先ほど「夏」のところでも書きましたが、日本では一般成人の30〜40%が何らかの不眠症状を有しているといわれており、女性に多いことが知られています。

不眠といっても、たとえば、1日や2日「大事な試験の前に眠れない」といったことなら、誰にでもあることなので気にしなくてもいいのですが、不眠が続くと、様々な不調が出現するようになります。抑うつ気分や倦怠感、意欲低下、集中力低下といった不調のほか、頭痛やめまいといった身体症状も出やすいです。

夜間の不眠が続き、日中に精神や身体の不調を自覚して生活の質が低下する場合は、「不眠症」と診断されます。不眠症は「慢性不眠症」と「短期不眠症」の2つに分けられ、不眠と日中の不調が週に3日以上あり、それが3カ月以上続く場合は「慢性不眠症」、3カ月未満の場合は「短期不眠症」と診断されます。

このうち、慢性不眠症は成人の約10%に見られるとされており、その原因はストレス、精神疾患、神経疾患、アルコール、薬剤の副作用など色々ありますが、原因がわからない人も多いです。

また、不眠症状には3つのタイプがあり、混合することもあります。

- 入眠障害……眠りにつくことができない
- 中途覚醒……途中で何度も目が覚めて、目が覚めるとなかなか眠りにつけない
- 早朝覚醒……朝方に目が覚めて二度寝ができない

睡眠薬は〝睡眠導入剤〟や〝眠剤〟などと呼ばれたりもしますが、こうした**タイプによっても使い分けが必要**です。

現在使用されている睡眠薬は、メカニズムによって5種類に分けることができます。その5種類とは「ベンゾジアゼピン系」「非ベンゾジアゼピン系」「メラトニン受容体作動薬」「オレキシン受容体拮抗薬《きっこうやく》」「バルビツール酸系」です。

このうち、「バルビツール酸系」は安全性が低いため、新たに睡眠薬を処方するときに選択することはほとんどありません。

「ベンゾジアゼピン系」「非ベンゾジアゼピン系」は**ＧＡＢＡの働きを強めることで催眠作用をもたらします**。最近、ＧＡＢＡ入りのチョコレートなどがコンビニで売られているのを目にしたことがある人も多いかもしれませんが、ＧＡＢＡは神経間の情報を伝えている物質で、ＧＡＢＡが働くことで神経細胞の興奮が抑制されます。このことにより、催眠作用、筋弛緩作用、抗不安作用が出てくるのですが、「非ベンゾジアゼピン系」は筋弛緩作用と抗不安作用の受容体には作用しないため、ふらつきなどの副作用は出にくいです。ただ、効果としては弱めと考えた方が良いでしょう。両方とも長く使うと依存性が認められる薬です。「非ベンゾジアゼピン系」は依存が形成されにくいですが、完全に依存性がないわけではありません。

依存性を考慮し、近年では**睡眠に関係する生理的な物質を調整することで、自然な眠りを増強する薬**が発売されています。現在発売されているのは、２つの物質に関係する薬で、それが「メラトニン受容体作動薬」と「オレキシン受容体拮抗薬」です。

「メラトニン受容体作動薬」は、体内時計のリズムを司るメラトニンという物質の働きを強めます。メラトニンは夜になると分泌され、身体が睡眠を取る準備を始めます。深夜1～2時頃をピークに、明け方になると光を浴びることで抑制されて起床します。この薬はメラトニンを正しく分泌し、睡眠リズムのメリハリをつける作用があります。

そして、最近かなりよく使われるのが「オレキシン受容体拮抗薬」です。私たちが覚醒状態を維持するときに働いているオレキシンという物質の働きをブロックし、睡眠状態へスイッチを切り替えていくもので、効果もかなり期待できるうえに依存性が極めて少ないため、非常に使い勝手の良い薬です。そのため、最近はまずこちらの薬を試してみて、「効果がない」「眠気が残る」「悪夢を見る」といった副作用がある方は「ベンゾジアゼピン系」を使うというのが一般的でしょう。

ちなみに、寝ているのに、なんとなく寝た気がしなかったり、日中に眠気が残っているという人の中で、寝ているときにいびきをかく人は、睡眠時無呼吸症候群の可能性もあります。そうなると対処法が変わりますので、そういう方は一度クリニックを受診するようにしてください。今は自宅でも簡単に検査できます。

いずれにしても、睡眠はとても大事です。「ベンゾジアゼピン系」も依存性があるとはいえ、飲まないで睡眠不足が続き、生活に支障を来すくらいであれば、薬を飲んでしっかりと寝て、抑うつ気分などを改善し、**眠れる土台を作る方が良い**です。ただし、むやみに使うのは良くないですし、自己判断で増量や中断をするのも良くありません。薬に関しては、きちんと先生と相談して用法・用量を正しく守ってください。

以上、メジャーな薬について簡単にご説明しました。

しかし、繰り返しになりますが、必ず薬を飲まなければいけなくなるわけではありません。そして、どうしても西洋薬に抵抗がある方には、カウンセリングが行われることや漢方薬が処方されることもあります。（症状によっては漢方薬の方が効くこともあります）

ですから、まずは病院で医師に相談してみてください。

Column

・コラム・

精神科のセカンドオピニオンは良いの？

●セカンドオピニオンを受けることをためらう必要はない

診察をしていると、転院をすることやセカンドオピニオンを求めることを申し訳ないという患者さんがいます。というか、それまでとは別のところを受診する際、診療情報提供書（いわゆる紹介状）を持っていない理由がたいてい「主治医に転院したいと言うのは申し訳ない気がして……」という理由なんですよね。

基本的に、患者さんは自分がかかる医師を選ぶ権利があります。これだけクリニックがあるのですから、自分に合った先生に診てもらうべきです。転院するからといって、恨むということもありませんし、**病気はメンタルでも何でも、自分の信頼できる先生とだからこそ、二人三脚で治せる**ものです。特に精神科は、自分のセンシティブな内容を話さないといけない科です。診察で話せるかどうかで、適切な医療を行えるかどうか、本人の予後に影響します。話せる雰囲気作りも医師の仕事のひとつです。

基本的にひとつの病院で受診した方が自分自身も混乱しない

とはいえ、なるべく寄り添いたいと思いつつ、私もすべての患者さんと相性が合うわけではありません。精神科医も人間ですから。

今の先生がどうしても合わない……。そう思ったら、ぜひ他のクリニックも受診してみてください。

ただ、セカンドオピニオンにはひとつ注意が必要です。これは精神科に限った話ではないですが、同じ科を複数受けた際に、次のようなことが生じてしまう可能性があります。

- 同じ作用の薬が重複して処方されてしまう
- 医師によって微妙にアドバイスが異なる

Column

他のクリニックを試してみることは良いのですが、基本的にはひとつのクリニックで受診するべきです。ですから、セカンドオピニオンとして、ふたつめを受診したあとは、**元のところに通い続けるか、クリニックを変えるかの選択をした方が、結果的に自分自身の混乱を防ぐ**ことができます。

信頼できる先生のもとで、心身の健康を目指しましょう。

不安になったときの薬以外の対処法

● 意識的にゆっくり「深呼吸」するのがおすすめ

診察でよく訊かれることのひとつが、「薬を持っていないときや、どうしてもとっさに飲めないときがあるけど、そのときってどうすれば良いですか？ほかに対処法はありますか？」ということです。

確かに会議中だったり、出先で家に薬を置いていたり、常に薬を飲める状況とは限りませんよね。

そんなとき、私がいつも最初におすすめしているのが「呼吸法」です。「呼吸」と「心」は密接に関係しています。流行しているマインドフルネスも呼吸を大切にしていますし、ヨガやピラティスといった運動でも、呼吸は一番のキーになります。余談ですが、大人気を博した『鬼滅の刃』でも〝呼吸〟という言葉が所々に出てきて、「この作者は何かを知っているのか？」とびっくりしました。

人間は緊張すると、心の緊張とともに身体も緊張した状態となり、筋肉が動きにくくなります。そして交感神経が優位の状態になります。この本の最初でお話ししましたが、交感神経優位になると〝戦闘モード〟。ゆっくり深呼吸している暇はないので、呼吸は必然的に浅くなります。呼吸が浅くなると、全身のあらゆる細胞に十分な酸素や栄養が運ばれなくなってしまいます。各臓器が酸欠状態になって、次のような症状が出てきます。

Column

- 脳、内臓、筋肉など身体の様々な臓器の機能低下
- 全身が気だるい感じになる
- 肩や首などのコリ
- 頭痛
- 自律神経のバランスが崩れる
- 免疫力が下がる
- 集中力の低下

ここまで何度もご紹介してきた自律神経のことに、ここでも触れますが、交感神経優位の状態では、末梢血管がぎゅっと収縮してしまい、血流が悪くなってしまうため、肩コリや頭痛、冷えなどが起きるんですね。ですから、なんかストレスが溜まっているなと思うときや、呼吸がしづらくなってきたときこそ、意識的にゆっくり深呼吸してあげましょう。すると、胸や肩が大きく開いて、リラックス状態に戻ります。

イライラしたり、緊張したりしたときに〝緊張しないようにしなきゃ〟と思っても、コントロールするのは正直かなり難しいことです。というか、そう思っている時点で気にしていることは明確です。

イライラや緊張の原因に目を向けると、どんどん焦って交感神経優位になります。そういうときに、自分の**頭でコントロールしようとしても意味がありません**。それなら物理的に交感神経が抑制された状態で起こる身体の変化を、自ら意識して行動に移すことで、身体がフィードバックを起こし、自然とリラックスできる方に傾けさせるというわけです。

● 息を吐くことに意識を持っていくようにする

ではまず、正しい呼吸法から見ていきましょう。

「えっ？　深呼吸って、ただ吸って吐いての繰り返しでしょ？」――そう思っている人が多いはず。もちろん大まかにはそうなのですが、ひとつひとつ微妙にやり方があるんです。料理でも「切って焼けばいいいんでしょ？」といっても、

Column

切り方や火加減などで違いが出るように、呼吸もまた、ただ吸って吐いての繰り返しだけではなく、ちゃんと気をつけるべきところがあるのです。

そこで、最初にみなさんにお尋ねします。「深呼吸して！」と言われたら、どうしますか？

おそらく勢いよく息を吸う方がほとんどだと思います。しかし、本来の深呼吸は、まず息を吐くことが大切。**吐き切って吐き切ってお腹が苦しいくらいに吐き切る**——それが深呼吸の第一段階です。そして、もうひとつの大きなポイントは、**「吸う時間」と「吐く時間」を1：2の割合にする**ことです。

過呼吸発作を起こしているときや、そこまでいかなくても呼吸がしづらい状態のときは、息が吸えていない感覚になるので、むやみに息を吸おう吸おうとしてしまいがちです。でも、人間は酸素を吸わないと生きていけないので、どんなに吸えていない感覚になっても、吸っていない人はいないんです。だから、そういうときこそ吐く方に意識を持っていきます。息を吐き切れば吸うことしかできないので、必ず吸います。

では、正しい深呼吸のやり方を具体的に見ていきましょう。

①楽な姿勢で座り、背筋を伸ばします。
②両手をおへその下あたりに当て、口から息を吐き切ります。吐き切って苦しいと思うくらいまでしっかり吐きましょう。
③鼻からゆっくりと息を吸い込みます。このとき、手を当てている下腹部がしっかり膨らんでいることを意識してください。
④口からゆっくり息を吐き出します。吐き出すときは、吸うときよりも2倍の時間をかけてゆっくり吐きます。このとき、お腹がへこんでいくのを手のひらでしっかり感じましょう。
⑤また鼻からゆっくりと息を吸い込み、その2倍の時間をかけて口からゆっくり息を吐き出します。

これを数回続けてください。

深呼吸するだけでなく「マインドフルネス」の実践もおすすめ

しっかりある程度時間が取れるときは、深呼吸するだけでなく、「マインドフルネス」を実践してみるのがおすすめです。

マインドフルネスとは、簡単に言うと、今現在自分に起きていることに意識を集中させることですが、交感神経の働きが抑えられ、副交感神経が優位になり、リラックスすることができます。

具体的には、深呼吸しているときに〝呼吸そのもの〟や〝お腹の動き〟を意識して、（お腹がへこんでいるな）（ゆっくり息を吐いているな）というように**自分の状況を客観的に見る**ようにしてください。

このとき最初のうちは気がついたら違うことを考えている——いわゆる今の行動に関係のない〝雑念〟が入ってきます。でも、それは仕方のないことです。その雑念についても、それ自体をありのままに受け止めて、（雑念が入ってきたから、1回それを置いておいて……）と自分の中で意識的に取り除いていくようにします。

最初はこれを1分やるだけでもかなり長く感じることでしょう。ですから最初から5分とか高い目標は持たずに、まずは1分やってみましょう！

ちなみに、私は最初まったくできなくて、常に雑念が入ってくる状態でした。こんなに1分が長いものかとびっくり。その中でたどり着いたのが、マインドフルネスをお風呂の中でやることでした。

お風呂の中でのマインドフルネスは、おすすめです。湯船に浸かっていると、暑さによって少しぼーっとするので、いつもよりあまり頭が働かずに済む結果、雑念が入りにくく、スムーズに呼吸に集中することができます。

また、湯船に浸かる習慣にもなります。せっかくお風呂に入ったのに、湯船に浸からず、シャワーだけで済ませる人もいるかもしれませんが、しっかり湯船に浸かること自体、良い効果がたくさんあります。

マインドフルネスをやってみたことがあるけど、全然続かなかったという方は、ぜひこの方法にチャレンジしてみてください。

Column

上級者向けの「自律訓練法」という心理療法もある

さらに上級者向けになると、「自律訓練法」というものがあります。これはドイツの精神科医であるJ・H・シュルツによって創始された心理療法で、リラックスした状況のもと、決まった言葉を用いて自己暗示を行い、気持ちや体調の安定をはかる方法です。ここまでご紹介したものよりも難易度が高めですが、病院でもこの療法を用いることがあるくらいのものです。

もっとも、さらに上級者向けと言いましたが、自律訓練法は東洋思想の瞑想にヒントを得ているとされており、マインドフルネスとも多くの共通点があります。もともと病気の治療目的で始まったものですが、現在では病気の治療だけでなく、もっと日常生活に即したものとなり、幅広く普及されるようになりました。そのため、医療機関で専門家の指導のもとに治療として使われるものもあれば、自宅で気軽に実践できるセルフケアもあります。また、治療ではなく、自己実現のためのメンタルを整えるもの、パフォーマンス向上のために取り入れるものなど、少しずつ形を変えて生活の中に応用されています。

自律訓練法は、心を〝眠りと目覚めの中間〟の状態に持っていきます。**心身の状態を限りなくリラックスした状態に落とし込む**のです。このような状態を「自己催眠状態」といいます。

自己催眠状態は、ストレスを軽減するといわれており、次のような効果が期待できます。

- 疲労回復
- イライラしにくく、穏やかな気持ちを作る
- 自分で自分のコントロールができるようになり、感情的・衝動的行動が少なくなる
- 集中力アップ
- 身体的な痛みが和らぐ
- 精神的な苦痛や焦燥感、不安が和らぐ

Column

自律訓練法には7つの公式がある

基本的な自律訓練法では、決まった言葉（言語公式）を心の中で唱えながら自己暗示をかけていきます。（自宅であれば、声に出してみるのも良いです）その言葉は次のとおり7つあります。**段階的にリラックスが深まるように構成されています**ので、リラックスできる姿勢になり、この7つを順番に唱えていきます。

- 背景公式（安静練習）………「気持ちが落ち着いている」
- 第1公式（重感練習）………「両手両足が重たい」
- 第2公式（温感練習）………「両手両足が温かい」
- 第3公式（心臓調整練習）…「心臓が自然に静かに規則正しく打っている」
- 第4公式（呼吸調整練習）…「自然に楽に息をしている」
- 第5公式（腹部温感練習）…「お腹が温かい」
- 第6公式（額部涼感練習）…「額が気持ちよく涼しい」

自律訓練法を終えるときは、必ず消去運動（動作）を行って、心身をある程度目覚めさせるようにしましょう。自律訓練法は、身体の筋肉などすべてを極限のリラックス状態まで緩めるものなので、そのままだとだるさが残ることや、ふらふらっと倒れそうになってしまうこともあります。

消去運動に特に決まりはありません。たとえば、屈伸や背伸び、深呼吸などを数回行って、自己催眠状態から心身が目覚めれば大丈夫です。なお、そのまま眠ってしまいたいときは、消去動作を行わなくても構いません。

自律訓練法のやり方

自律訓練法をするときは、姿勢がとても重要です。しっかりリラックスできる姿勢にしてください。具体的には、仰向けに横たわるか、背もたれのない椅子に座るか、もしくは背を後ろに倒した椅子に座るかで、自分がリラックスできる状態を探します。

それでは、ここから背景公式と第1公式、第2公式を解説していきます。

【背景公式（安静練習）：気持ちが落ち着いている】

基本の姿勢を取ったら、まず「背景公式」から始めます。背景公式とは、自律訓練法によるリラックスの背景や前提となる「気持ちが落ち着いている」という心の状態を作る公式のことです。

最初に何度か深呼吸をします。前述した深呼吸の方法をぜひ実践してみてください。深呼吸により、こわばって緊張しているところを緩めていきます。身体を緩めることで、自然と気持ちも緩んで落ち着いていきます。

緩んできたら、「気持ちが落ち着いている」という言葉を繰り返すのですが、ここで大切なポイント。繰り返すのは、**あくまで「心が落ち着いている」という現在に目を向けた完了形**です。「気持ちを落ち着けよう」「落ち着けなきゃ」というような言葉になると、（今は落ち着いてないんだ）という状態になってしまいます。呼吸法から一貫して大切なことは、目を向ける方向は〝今〟ということです。

「今のありのままの自分を感じる」＝「受容的態度」で行いましょう。

【第1公式（重感練習）：両手両足が重たい】

気持ちが落ち着いたら、手足に〝重たさ〟を感じるようにします。もっとも、いきなり両手両足に感じるのではなく、まずは利き手から重たさを感じていきます。**利き手は神経が発達していて感覚を感じやすい**からです。利き手が右手の人なら「右手が重たい」→「左手も重たい」→「両足も重たい」という順序で進めていきます。「右手が重たい」と心の中で繰り返しながら右手の重たさを感じ取ることができたら、同様に左手も繰り返し、その後両足にいきます。

【第2公式（温感練習）：両手両足が温かい】

〝重たい〟の次は〝温かい〟です。両手両足がじわじわと温まっていくのを感じていきます。これに関しては、本当にリラックス状態になると、副交感神経が優位になり、**末梢血管の拡張が行われ、実際に両手両足が温かくなっていきます**。これも、「利き手」→「利き手と逆の手」→「両足」の順でやっていきましょう。

自律訓練法を行うときの注意点

まずは、この第1公式と第2公式までをやってみてください。第2公式まででも効果はありますし、最初から全部をやるのは大変なので、しばしば第2公式までが重点的に行われます。

そして終わったら、前述した「消去運動」を忘れずに行うようにしましょう。ここまでのステップで心身は既に深くリラックスし、眠りと目覚めの間のような状態にあります。頭はぼんやりし、身体の緩みや重たさを感じることもしばしば。ですから、ゆっくりと普段の自分を取り戻すようにしてみてください。

なお、自律訓練法では、緊張が解けることによって、血流が増えたり、筋肉が緩んだり、内臓の働きが活発になったり、心身に様々な変化が起こります。そのため、心臓に異常のある人、頭痛がある人、脳波に異常がある人などは、おすすめできません。もし**何か基礎疾患がある場合は、医師に相談**してみてください。

少しずつできるようになっていけばいい

呼吸法でも自律訓練法でも同じことですが、今現在の〝ありのまま〟を感じるのはかなり難しいことです。**最初はできなくて当たり前**。でも続けることで気がついたら少しずつ心が落ち着いている時間が増えたり、不安のときに客観的に自分を見られたりするようになります。

徐々に一歩ずつ、できるようになっていきましょう。

◆燃え尽き症候群にならないために

●がんばり過ぎた末に陥るバーンアウト

11月23日は「勤労感謝の日」。自分のことを思い切りいたわってあげたいですね。特に、日頃がんばり過ぎている人は、自分の働きぶりを見直すいい機会です。無理を続けていると、心身が悲鳴をあげてしまっても不思議ではありません。

みなさんも〝燃え尽き症候群〟という言葉を聞いたことがあると思います。これは1974年に精神心理学者ハーバート・フロイデンバーガーが初めて提唱したもので、彼の同僚が少しずつ、エネルギーを消耗していくかのように仕事に対する熱意や関心を失っていくのを見て、燃え尽き症候群（バーンアウト）を研究し始めたといわれています。

燃え尽き症候群は、医学的に正式な病名にこそなっていませんが、世界的に認められている症状です。WHO（世界保健機関）による国際疾病分類の最新版「ICD－11」にも、新たに燃え尽き症候群の定義が盛り込まれました。そこでは〝仕事上の原因で健康状態に影響を与える要因〟と位置づけられています。つまり、日常生活の中で何となく始まるものではなく、仕事が原因で起きるものとされている点が、うつ病や不安障害などと明らかに異なります。

今から50年以上も前に提唱されたにもかかわらず、いまだに燃え尽き症候群と闘っていることを思うと、メンタルと仕事のバランスを取るのは、人間がどれだけ進化してもなかなか難しい問題だと痛感させられます。

なお、燃え尽き症候群は「ICD−11」では、仕事が原因と限定されていますが、たとえば、受験勉強や部活動に必死に取り組んだ学生が、あるとき燃え尽き症候群のような症状に陥ってしまうケースも見受けられます。何かがんばっているものがある人なら、誰が陥っても不思議ではありません。

●燃え尽き症候群で見られる3つの症状

燃え尽き症候群を測定するための尺度として、「マスラック・バーンアウト・インベントリー（Maslach Burnout Inventory）」というものがあるのですが、その中では、燃え尽き症候群の代表的な症状を次の3つに定義しています。

- 情緒的消耗感
- 脱人格化
- 個人的達成感の低下

【情緒的消耗感】

燃え尽き症候群の一番代表的な症状です。簡単に言えば〝仕事で力を出し尽くし、情緒も含めて消耗してしまった状態〟です。

情緒的消耗感は、心のタンクが空っぽになってしまったイメージです。

〝消耗〟というと、身体の場合、運動し過ぎて身体が動かなかったり、お腹が空いたり、わかりやすいと思いますが、情緒（心）にも、同じようにエネルギーのタンクがあって、それを消費したり、補給したりすることをイメージしてみてください。

気遣いをし過ぎたり、自分を追い詰めてがんばり過ぎたり……そういうことを行い続けていると、少しずつタンクの水が失われていきます。そして、それに気づかずにずっと突っ走っていると、いつの間にかタンクが枯渇《こかつ》して、情緒的消耗感を抱くことになります。

身体のタンクとは違い、**心のエネルギーというもののタンクは見えにくいし、人にもなかなか伝わりません**。特に、それを見せることができなかったり、隠すことがうまい人ほど燃え尽き症候群になってしまいがちです。

「最近疲れが取れない……」「がんばろうと思っても、なぜかがんばれない……」という思いや、仕事に対して「気力が湧かない……」「行くのがつらいな。朝起きようと思っても起き上がれなくなっている……」そんな感情が芽生えたことがある人はいないでしょうか。

そんなときでも、燃え尽き症候群に陥るような人は（みんなも同じように思っているだろうし、そうはいっても仕事には行かないと）と自分を奮《ふる》い立たせることがほとんどで、自分が消耗していることを無視しがちです。

さらに注意しなければならないことは、リモートワークが当たり前になったことです。画面上で他人の情緒的消耗感を感じ取るのは難しいことです。また、燃え尽きる寸前の本人が、始業時間ギリギリの5分前に起きていたとしても、パソコンのスイッチを入れることができますし、家を出て通勤をするというタスクがなく、すぐ近くに同僚もいないので、たとえ画面の前で泣いていたとしても、誰からも気にかけられずに仕事ができてしまうようになりました。ですから、自分の情緒的消耗感にしっかりと向き合う機会がないまま、時が過ぎてしまいやすいです。

心のタンクが枯渇する——これが燃え尽き症候群の中核です。

【脱人格化】

上司や同僚、クライアントなどに対して、思いやりのない態度を取る症状のことです。いい加減な態度が増えたり、攻撃的になったり、少し馬鹿にしたような態度になったり、相手が不快に思うような発言をしてしまうこともあります。

また、たとえ周りに迷惑がかかるくらい勤怠が悪くなっても、我関せずと言うか、（あの人、あんまり悪いと思ってないよね？）と思われるような態度を取るようになります。問題が起きたときも、人のせいにしてしまったり、簡単に他人の悪口を言ったりするような行動も見られます。

そもそも人に興味がなくなります。そのため、なるべく対人的な業務を避け、一人でできる事務的な業務をしたがります。感情を揺さぶられなくて良いような仕事ですね。しかし、仕事において、ほかの誰とも接することのない職業はなかなかありません。相手への配慮に欠けて「わかるでしょ?」みたいな態度で接するようになり、相手の疑問に目を向けないで自分の言いたいことを淡々と説明する感じになるので、当然、適切な意思疎通が図れなくなり、コミュニケーションを発端とする問題が生じます。

これは先ほどの「情緒的消耗感」による二次的な症状です。人間は心が枯渇してしまうと、それ以上情緒を使うことができなくなり、使うことを防ごうと〝心の省エネモード〟に入ります。そうして情緒を消耗することを防ごうとする結果、思いやりや感情を使うことをしなくなり、**人と接するという情緒を使う行動を避ける**方向に向いてしまうのです。

もともと信頼関係ができている間柄なら、「あの人、最近大丈夫かな？」と気がつくかもしれませんが、それまで仕事仲間に対して笑顔で接し、熱気に満ちあふれ、クライアントにも律儀に接していた人が、いきなりこんな行動を取るようになると、周りの人にしてみれば、ただの問題行動に見えてしまうでしょう。しかし、そうした問題行動に見えることは、「これ以上、心のエネルギーを割くことはできない」というサインであり、本人なりの自分自身を守る行動なのです。

【個人的達成感の低下】

仕事である一定のことを成し遂げたときの**達成感、そして自己効力感、自分がいることの意味を感じられなくなっている状況**です。

ここまで述べた「情緒的消耗感」と「脱人格化」があると、物事になかなか集中できなかったり、自分でもどうしようもなく人に当たってしまったりします。そうすると、仕事の効率もだんだんと下がりますし、他人に対する態度が悪くなってしまうので、その結果、協力を得ることができなくなって、成績もどんどん下がっていきます。

たとえ周りに対してイライラしている態度を取っていたとしても、今までの自分と比べて明らかに調子が出ていない自覚は、本人にもあります。そのため、そんな自分に対して自信がなくなっていって、仕事をすることが怖くなったりもします。

また、他人の目から見ても、明らかに成果を出せなくなっていますので、その人の仕事に対する評価が落ちます。叱責を受ける機会もあるでしょう。こうしたことから、どんどん落ち込んでしまうという悪循環に陥ります。

さらに、仕事である程度の成果・結果を出せたとしても、（嬉しい気持ちはあるんだけど……）と以前のように喜ぶ気持ちがなかなか生じなかったり（そうはいってもなんか効率が落ちているというか……）と有能感が低くなったりすることで、自己嫌悪に陥ってしまい、（自分は何をしているんだろう……）（なんでこの仕事をしているんだろう……）というような思いにふけることになります。

目標を持ってそれに向かって邁進《まいしん》し、やりがいや達成感を感じることは、仕事を行ううえでとても大切なことで、がんばろうという原動力にも繋がります。しかし、それが見えなくなるのですから、今までがんばってきたことまで（無意味で無駄な時間だった……）と感じるようになることも。そうなると仕事が全然楽しいと思えなくなり、仕事を辞めてしまうことにもなりかねませんし、アスリートであればそのスポーツを引退することにも繋がりかねません。

●燃え尽き症候群に陥りやすい人の特徴

最初に、燃え尽き症候群は誰が陥っても不思議ではないと書きましたが、特になりやすい人の特徴があります。具体的には、次のようなものです。

- 人間関係の構築から仕事の内容まで、すべてにおいて完璧を追求しようとする
- NOと言えない
- 求められていることのさらに上を目標にがんばり続ける
- 妥協しない。妥協することは悪いことだと思っている
- 顧客や同僚と常に深い関係性を築こうとする

いかがでしょうか。要は、**自分の仕事に責任感を持って、完璧にしないと気が済まないがんばり屋さん**です。（結構当てはまっているかも……）と感じた方は、今まで次の3つのことが当てはまったことがないか、少し思い返してみてください。

- 自分が高く掲げた理想に届かなかった
- 猛進していたものが終了した
- やり切ったあと、自分が思っていたほど周りの熱量は高くないことが判明した

これらが当てはまるようなら、燃え尽き症候群に陥りやすいと考えた方がいいでしょう。また、燃え尽き症候群は〝なりやすい環境〟も存在します。それはずばり**生活の中心が仕事という環境**です。つまり、勤務時間や仕事の責任、内容といった面の負荷がかなり重く、生活が縛《しば》られるとき、燃え尽き症候群に陥りやすい環境にいると言えます。それに加えて、たとえば、育児や介護の真っ最中で、プライベートでもなかなか気持ちを休めるタイミングがない場合などもリスクとなります。

がんばり過ぎるくらいがんばってきた自分に自信を持つ

先ほども書きましたが、燃え尽き症候群はがんばり屋さんだからこそなりやすいものですし、燃え尽き症候群になったということは、逆に言えば、そこまで自分がちゃんと真剣に取り組んできた証《あかし》でもあります。責任感を持つことも、完璧を目指すことも、がんばり屋さんであることも決して悪いことではありません。むしろ仕事をするうえで非常に重要なことです。

だからこそ、もし燃え尽き症候群のような感じになったら、まずはその真剣に真面目に取り組んできた自分に自信を持ってください。

診察でそう告げると「でも、最近結果が出ていない……がんばれていないから……」と言う方もいますが、**最近結果が出ていないと思うのは、それまでがんばり過ぎるくらいにがんばってきた証拠**です。ですから、少しくらい省エネモードにしたとしても、罰《ばち》は当たりません。むしろ、そんなときくらい、周りの人たちに代わりにがんばってもらっちゃいましょう。

●自分自身がバーンアウトにならないために意識すべきこと

基本的な予防策として、どんなに忙しくても食事と睡眠をしっかり取って身体を休めてください。もうこの本の中で何度も触れていますが、何があってもとにかく**食事と睡眠は必ずしっかり取るというのが何よりも基本**です。

特に忙しいと、食事を抜く人や、抜かないまでも〝ながら食い〟をする人も多いでしょう。しかし、忙しいときこそ、食事の時間は少し仕事と離れて、しっかり自分と向き合う時間にしてください。スマートフォンを利用せず、しっかり食べ物と対峙しましょう。

（今自分が食べているのは、どんなもので、口の中でどう変化していくか……）

そんなことを考えながら食事ができれば、その行動は実はすごく大きな意味がある〝マインドフル・イーティング〟となります。

要は、食事をしながら心身ともに整えていくという試みです。忙しいと、わざわざ朝の20分を瞑想に費やそうと思える人は、なかなかいないと思います。そんな中でこのマインドフル・イーティングは簡単にできますし、誰もが必要な「食事の時間」にできることです。余計な時間を使うこともなく、心のバランスを整えるのに最適な方法です。ぜひやってみてくださいね。

また、リモートワークの場合、常に仕事道具が目に入ってしまう状態だと、いつまでもなんとなく仕事のことを考えてしまうかもしれません。そういった場合は、「仕事のあとは、なるべくPCを見えないところまで運ぶ」など、できる限りメリハリをつけるようにしてください。

そして、燃え尽き症候群にならないために私が一番大切にしていることは、**目標と目的を持つ**ことです。

〝目標〟は、誰の目にもわかる「順位」や「金額」などで人と比べられるもの。これは、自分が努力するうえで大切な指標となります。しかし、私はこれにプラスしてもうひとつ〝目的〟を大切にしてもらっています。目的とは、〝なぜ〟その仕事をしているかということや、仕事を通じてどんなことを実現したいかということです。

世界的に有名なサッカー選手クリスティアーノ・ロナウドは、今までに何回もバロンドール（世界最高峰の賞）を受賞しています。それでもなぜ、彼は燃え尽き症候群にならないのか、それがまさに目的意識の部分です。彼の中ではバロンドールを受賞することでみんなに評価してもらえるのは嬉しいことですが、それだけではなく、〝常に自分の中での一流を目指している〟――これがクリスティアーノ・ロナウドなんです。

当然、彼の中の一流に答えはありませんし、ゴールすらありません。そして、これはまさに人と比べることのできない彼だけのサッカーをする目的です。この目的があるからこそ、彼は燃え尽き症候群にならず、自分のサッカー道を永遠に歩み続けることができるのです。

●燃え尽き症候群になってしまったら

もし、自分が燃え尽き症候群になったとしたら、まずは休息を取ることが何よりも大切です。**一度、原因となるものから離れましょう**。

そうすることを、甘えや怠《なま》けと思う人もいるかもしれませんが、そんなことはありません。むしろ今までがんばり続けてきたことの代償ですから、今までの分を休んでいるんだと思って、しっかりとリラックスする状況を作ってください。落ち着いてくると、自分を冷静に見つめることができますし、（休むって大切なんだ）と実感していただけると思います。そして、今燃え尽きている対象のことは、いったんお預《あず》けで構いません。

ちなみに、私がメンタルコーチをしていたアスリートも、一時期燃え尽き症候群のような状態になって相談に来ましたが、「一度しっかり休んだ方がいい。それでまたやりたくなったらやればいいよ」と伝えました。

そうして本当に休んでもらったところ、数週間後に「私はこのスポーツが好きなんだと気がつきました」と競技に復帰しました。

そのときも、「前みたいに結果はもちろん気になると思うし、大切だけど、何より休んでいる間に感じた〝このスポーツがまたやりたい〟――その気持ちを大切にしていこう」と話しました。

その後はしっかりと大会にも出ており、私も改めて、一度離れてみることの大切さを感じさせられた瞬間でした。

完璧主義の人に、それを止めろというのも難しい話ですが、私はそんなとき、「自分自身のケアはどうした？　完璧主義はどこにいった！」という話をします。それに完璧な仕事は余裕がないとできません。果たして燃え尽きそうな状態で、余裕なんて生まれるでしょうか？

完璧主義なら、完璧主義でいるために休む――そういう気持ちでいてください。

ちなみに近年、多くの企業で1on1ミーティングの導入が進んでいますね。これは部下の状況をこまめに確認でき、燃え尽き症候群を未然に防ぐために非常に有効です。もし、部下に燃え尽き症候群のような症状が見られた場合は、叱責するだけではなく、心身の疲れがないか、よく話を聴いてあげてください。

・コラム・
毎日パソコンと向き合っている人は要注意！

●電子表示機器とは切っても切り離せない社会

〝VDT症候群〟を聞いたことがあるでしょうか？

現代に生きる私たちは、パソコンやスマートフォン、タブレット端末などの電子機器と切っても切り離せない生活をしています。仕事ではパソコンを使うのが当たり前。私たち医師もほとんどの病院で紙カルテではなく、電子カルテに移行しており、若い世代では（という年齢になってしまったのも悲しいですが……笑）「紙カルテは書いたことがないから、書き方がわからない！」という人まで出てくる時代になりました。

学校でも、授業でプログラミングが必修化され、小学生でさえもこのような電子機器を使うのは当たり前の世の中になってきました。学校での必修化ということは「これからの世の中を生きていくうえで、これができないと困りますよ」ということですし、できる前提の社会ですから、ますます私たちの生活の中心になっていくことでしょう。

VDTとは、このような様々な電子表示機器＝「Visual Display Terminal」の頭文字を取った略称で、**VDT症候群とは、そんな機器を長時間使うことによって生じる様々な症状の総称**です。

VDT症候群はメンタルにも影響を及ぼす恐れが！

具体的な症状については、目の疲れ、首や肩のコリといった肉体的な症状は、想像がつきやすいだろうと思いますが、実はそれだけにとどまりません。メンタルの不調として、イライラや不安、抑うつ状態といった症状が出ることもある、心身ともに影響のある代表的な現代病のひとつなんです。

厚生労働省では、平成10年から5年ごとに『技術革新と労働に関する実態調査』を実施し、VDT作業に対する労働者の適応状況や職場環境、労働者の衛生管理の実態を調べ、VDTを使った作業による身体的影響に関してまとめて

Column

いました。同調査は平成20年で終了となったため、少し前のデータになりますが、これによると「VDT作業でストレスを感じる」と答えた割合は34・6%、「VDT作業で身体的な疲労や症状がある」と答えた割合は68・6%でした。

このように平成20年の頃でも、既に多くの方がVDT作業によって疲労を覚えていることがおわかりいただけると思いますが、今は当時と比べて、VDT機器の使用頻度がますます高まっており、使用時間も長くなっています。

電車に乗れば、一目散にスマートフォンを取り出し、画面に夢中になっている人が大勢いますよね。インターネットやゲームが楽しくて、つい夢中になってしまうのもわかりますが、2018年にWHO（世界保健機関）の国際疾病分類「ICD−11」で、ゲーム障害が疾病として認められたように、中には依存症と言われるくらいのめり込んでしまう方もいます。「それはゲームの話でしょ？」と思われる方もいるかもしれませんが、ネット依存症は既に1990年代から不安視する声も出ていました。

いずれにせよ、依存まで至らなくても、VDT機器の普及とあいまって、V

DT症候群を訴える人が、今後さらに増加しても不思議ではありません。

VDT症候群で見られる症状

VDT症候群で見られる主な症状は、次の3つになります。

目に関する症状

ドライアイ、目の痛み、充血、視力の低下、目のかすみ、視界がぼやける

骨格筋に関する症状

首や肩のコリ、首・肩・腕の痛みやしびれ、足・腰のだるさ、背中の痛み

精神・神経に関する症状

ささいなことでイライラする、食欲不振、漠然とした不安感、抑うつ状態、睡眠障害、頭痛

Column

ＶＤＴ症候群で、もっとも訴えが多い症状は、やはり目に関する症状です。集中してディスプレイを見続けると、まばたきの回数が減って、目が乾き、目に負担をかけます。こうした状態が続くと、ドライアイや目の疲れ、ぼやけ、充血などを引き起こします。

また、同じ姿勢を長く続けることから、首や肩のコリ、背中の痛みや足腰のだるさが出てきます。

そして、同じ体勢でいることや整形外科的な悩みは、食欲不振などの精神的な負担にも繋がります。

もし、パソコンなどの電子機器を使う機会が多く、こういった症状が当てはまる方は、早めに医師の診察を受けるようにしましょう。「パソコンの使い過ぎだから仕方がない！」と放置する方が多いですが、背中の痛みなどには、ほかの病気が潜んでいるケースもありますし、症状が悪化すれば、日常生活に支障を来すようになる可能性も考えられます。

VDT症候群を予防するために

VDT症候群の予防としてもっとも有効なのは、VDT作業から遠ざかることですが、私自身の生活を見直しても、そんなことは正直無理です。今だって、この文字はパソコンを使って書いています。買い物だって、調べ物だってVDT機器を使いますし、VDT機器なしに1日生活することは、現代人にとってほぼ不可能と考えた方がいいでしょう。

だから、なるべく負担を減らすしかありませんが、厚生労働省では2019年にそれまでの指針を見直した『情報機器作業における労働衛生管理のためのガイドライン』を策定しており、「作業環境管理」「作業管理」「健康管理」をはじめ細かく基準を定めています。膨大な内容のため、すべてを掲載することは難しいのですが、一部ご紹介しておきます。

作業環境

・室内は、できる限り明暗の対照が著しくなく、まぶしさを生じさせない

ようにする

・太陽光が入る場合は、必要に応じて窓にブラインドやカーテンを設ける

・ディスプレイの位置、前後の傾き、向きを調整してグレア（映り込み）を防止する

●作業時間

・連続作業時間が1時間を超えないようにする

・連続作業と連続作業の間に、10〜15分の休止時間を設ける

・連続作業時間内に1〜2回程度の小休止を設ける

●作業姿勢

・椅子に深く腰をかけて背もたれに背を十分にあて、履き物の足裏全体が床に接した姿勢を基本とする

・ディスプレイから40cm以上の視距離が確保できるようにする

VDT症候群の予防は、**作業環境の調整、そして適度な休憩でかなりの効果が期待できます**。産業医がいる会社だと、休憩の声かけまではできなくとも、職場巡視が義務づけられているため、机の高さや照明といった職場環境については、ある一定の基準をクリアしていると思います。

しかし、最近はリモートワークの普及など、働き方のバリエーションが増えてきました。仕事環境の調整から、すべて自分で管理しないといけないという人もいるでしょう。もともと揃えている家具などもあると思いますので、すべてを網羅するような環境調整ができるかはわかりませんが、なるべく自分の心身の健康を自分で守るための環境調整を心がけてください。

ちなみに私も先日、椅子を替えました。普段、家具などにあまりこだわりのない人間なのですが、クリニックを開院する際、椅子だけは自分で選びました。私は座って診察やミーティングをする機会が多いため、普通の椅子からゲーミングチェアに変更したところ、これが結構おすすめです!

だから、独り言として捉えて欲しいのですが、ゲーミングチェアって、別に

Column

ゲームをする人だけが使用するべき椅子ではありません。普通の椅子との違いはいくつかありますが、まずは形状です。特徴のある凹んだ形状をしていて、背部《はいぶ》、座部《ざぶ》ともに身体がしっかりと固定されてホールド感があるため、自然と正しい座り姿勢を長時間キープしやすくなっています。

また、ほとんどのゲーミングチェアにヘッドレストが付属していて、頭をもたれかけることにより、首にかかる頭の重さを分散することができ、なんとなく頭が重いと感じたときは、そこに頭を預けて休憩することが可能です。

さらに、種類によりますが、ランバーサポートが付いているものもあります。ランバーサポートとは、理想的な着座姿勢をサポートしてくれるコンパクトクッションのことです。ランバーサポートを使用することで、座ったときに曲がった背筋を伸ばし、腰への負担が少ない理想的な正しい座り方をサポートするため、長時間のデスクワークでも疲れにくくなるといった効果が得られます。具体的には、ゲーミングチェアに座ったとき、骨盤を押し出し、背骨がS字カーブを描くようにして腰の負担を減らしてくれます。ランバーサポートは椅子の背もたれに固定して使う別売りの物もありますので、オフィスで使える椅子が決まっている人は、そういった物を使ってみるのも良いかもしれません。

最後に、理想的な座り方がよくわからないという方もいらっしゃると思うので、ポイントを書いておきますね。

①椅子に座るときは背もたれの部分までお尻を引く
②あごを引き背筋を伸ばす
③肩の力を抜きリラックスする
④椅子に肘掛がある場合、肘は肘掛に置き、90度になるようにする
(基本的にゲーミングチェアは肘掛けもあるので楽です)
⑤ひざが股関節と平行になる

こんな感じです。ぜひ、自分の作業環境を一度見直して、VDT症候群予防のヒントにしてくださいね！

冬

Winter Mental

～イベントが目白押しの時期～

冬は「クリスマス」「お正月」「バレンタインデー」などイベントが多い季節ですね。いよいよ「受験本番！」という学生さんには勝負の時期です。

そんな大事な冬の季節ですが、体調管理が難しい時期でもあります。空気が乾燥して、体のバリア機能が低下すると感染症にかかりやすくなりますし、日中と夜間、屋内と屋外など激しい寒暖差の中に身を置いていると、自律神経が乱れるため、「夏バテ」ならぬ「冬バテ」で体調不良を覚える方も少なくありません。

また、夏のところで“季節性のうつ”について書きましたが、実は**秋から冬にかけても、季節性のうつが生じやすく、メンタル面でも注意が必要**です。

◆ウインターブルーにご用心

●過眠、過食の傾向がある冬季うつ

〝ウィンターブルー〟という言葉を聞いたことがあるでしょうか？

少し肌寒くなって、日が落ちるのも早くなってきた季節に入ったときに、特に大きなストレスの原因となるようなことが発生したわけでもないのに、なんとなく気分が落ちてきて、悲しく憂鬱な気分になり、以前は楽しみだった活動にも興味を持てず、無気力や喪失感、不安が押し寄せてくる……こんな症状が表れることがあります。

このような秋から冬にかけて生じる抑うつ症状が〝冬季うつ（ウィンターブルー）〟です。既に夏のところで〝季節性のうつ〟について書きましたが、実は**季節性感情障害は、秋から冬にかけての方が多く認められる**ものです。

精神障害の診断基準としては、季節型のうつ病は次の４つの項目を満たすことが必要とされています。

- うつ病における抑うつエピソードの発症と、特定の時期に時間的関係がある（季節に関連する社会心理的ストレス要因の影響が明らかな場合は含めない）
- うつの症状が、1年の特定の時期に寛解する
- 直近の2年間に、そのエピソードが2回起こっており、その2年間に季節性ではない抑うつエピソードが起きていない
- 生涯を通して、季節性の抑うつエピソードが、非季節性の抑うつエピソードを大きく上回る

冬季うつの特徴は、とにかく季節性の周期があること。うつ症状を繰り返している という人の中で、毎年この季節に調子が悪くなり、春先になってくると自然と気分が明るくなってくるというのが一番の特徴です。比較的、女性や若年者に多く、これは冬季うつの原因とも関連がありますが、日照時間の少ない北の方の地域に特に発症しやすいといわれています。

症状としては、うつ病と同じように「無気力」「抑うつ気分」「不安」などがあげられますが、冬季うつの場合、一般的なうつ病にはあまり見られない特徴があります。それは「過食」と「過眠」です。人によっては甘いものや炭水化物を好むようになることもあり、「体重増加」が出やすいことも特徴といえます。そのため、食欲不振や不眠などを伴って、つらい思いをしている一般的なうつ症状と違って、よく眠り、体重も増えている中でつらさを訴えても、周囲からは十分な理解が得られないこともあります。

●冬はセロトニンの分泌量が少なくなる

脳内には様々な神経伝達物質があります。そのうちセロトニンは、気分を高め、不安を減らし、集中力を上げる働きをしています。既にお伝えしたように別名〝幸せホルモン〟とも呼ばれており、十分に分泌されると精神的な安定を得られますが、セロトニンの分泌量は、季節によってかなり変動があることがわかっています。

一番多く分泌されるのは夏で、次に多く分泌されるのが春です。一方、分泌量が少なくなり始めるのが秋で、まさにウィンターブルーが出始める頃です。さらに季節が進み、冬になるとセロトニンの分泌量は、1年でもっとも少なくなり、推定される分泌量は夏の半分にも満たないという研究報告もあります。

では、なぜセロトニンが冬に少なくなるかというと、それこそ〝日光の当たる時間〟と密接な関係があるのです。セロトニンは、日光を浴びることによって、体内で合成することができます。秋から冬にかけては、みなさんおわかりのとおり、日が出ている時間が短くなります。また、寒くなってくると、外出する気持ちがはばかられる人も増えます。そうすると、ただでさえ日照時間が短い中、日光を浴びる機会も減ることになり、セロトニンが減少します。

余談ですが、日照時間は自殺率にも影響を及ぼす可能性が指摘されています。冬季の日照時間が短い東北の日本海側や北陸にかけての地域では、自殺率が高い傾向にあります。世界的に見ても、やはり日照時間が短い北欧の国などは、幸福度が高いといわれていますが、自殺率を世界各国との比較で見たときに、決して低いわけではありません。

●ウィンターブルーにならないために

それではウィンターブルーにならないために、心がけておきたいことを3つご紹介します。

【セロトニンを増やすために日光をしっかり浴びる】

まずは〝日光〟です。冬季うつ病の治療方法として、人工的な高照度《こうしょうど》の光を浴びる高照度光療法というものがあるくらい、**日光を浴びることは大切**です。

通勤をしている方は、少し歩く時間を長くするだけでも良いですが、せっかくですから外を歩きましょう。時間帯は朝の10時頃までがベスト。そこでたくさん日光を浴びると、体内時計にも効果があり、睡眠リズムが正常に戻りやすくなります。そのため、ウィンターブルーっぽい人だけではなく、睡眠時間が狂ってきたという方にも、10時頃までのウォーキングは非常に良い効果をもたらします。

最近はリモートワークに切り替わったという方も増えたと思います。外出する頻度が減ってしまっている人は、特に意識して日光を浴びるようにしましょう。

【規則正しい生活を心がける】

日照時間が短くなる冬の季節は、体内時計がどうしても乱れやすくなっていきます。体内時計が乱れると、どうしても深い眠りにつくことができなくなってしまい、自律神経の乱れの原因になってしまうこともあります。そうすると、朝起きられなかったり、抑うつ気分になったり、不安感や異常な緊張を覚えたり、いろいろな症状が起こる原因となります。

不規則な生活を送っていると、心身ともに不調を来しやすくなりますので、普段よりも自分の生活リズムを意識して、規則正しい生活を心がけてください。

【セロトニンの前駆物質であるトリプトファンを上手に食事から摂取する】

セロトニンを合成するためには、トリプトファンが必須。これがなければ、いくら日光を浴びても、材料がないため、セロトニンを合成することができません。

トリプトファンはアミノ酸のひとつですが、必須アミノ酸という種類で、体内で合成することはできません。よって、必ず食事から摂る必要があります。トリプトファンを多く含む食材は、肉、カツオなどの赤身魚、ヨーグルト・チーズなどの乳製品、豆腐・納豆などの大豆製品です。あとはクルミなどのナッツ類にも含まれています。私も必ず間食用にナッツを持ち歩いています。

●冬の間だけクリニックに通う人もいる

人によっては、季節性のうつで**つらい時期だけ抗うつ薬を飲んでいる方もいらっしゃいます**。前述しましたが、抗うつ薬は癖になるわけでもないですし、それによりQOL（生活の質）が上がるのであれば、私はすごく有用な物だと思います。

もし、今お伝えしたような日光を浴びるといった身近でできることを試してみても、まだ症状が気になる場合は、ぜひ一度メンタルクリニックに相談してみてください。

・コラム・

気持ちをうまく切り替えられない……そんなあなたに！

●多くの人が気持ちを切り替えられない悩みを抱えている

アスリートと話していると、よく訊かれる質問トップ3に入るのが、「失敗したときに引きずってしまうんですが、どうすれば良いですか？」という質問。

また、アスリートでなくとも、こんな声をよく聞きます。

・「トラブルに直面したときや失敗したときに、ずっと気にしてしまって夜眠れなくなったりする……」

・「結構人の顔色を見てしまうので、些細なことでも顔色が変わると、色々悩んじゃって自分で抱えちゃう……」

・「不快な思いをさせられたとき、イライラしちゃって、ほかのことに支障が出てしまう……」

このように多くの方が〝気持ちをうまく切り替えられずに、引きずってしまう〟という悩みを抱えているようです。

自分のことを客観的に捉えるようにする

では、どうすれば気持ちを切り替えられるでしょうか?

まず大前提として、このとき大半の人は「気にしないようにしよう」ということを試みますが、それは正直無理です。というか、「気にしないようにしよう!」と思っている時点で気にしている証拠です。ですから、むしろ気になっていることは認めた方が良い結果になります。

気持ちを切り替えるためにおすすめなのは〝メタ認知〟をうまくできるようにすることです。メタ認知とは、アメリカの心理学者であるジョン・H・フラベルが定義した心理学用語で、「自分の認知活動を客観的に捉えること」です。

つまり、**自分が考えること、感じること、判断することなどを主観的ではなく客観的に捉えること**です。

イメージとしては、自分自身を一歩引いた斜め45度上くらいの場所から客観的に見るようなイメージです。そのように見ることで、自分自身をコントロールし、冷静な判断や行動ができる能力のことを〝メタ認知能力〟と呼びます。

たとえば、何かに不安になっているときに（不安だ、どうしよう……）と自分自身が不安の中心にいると、不安がどんどん増大してしまいますが、（あ、今の私は不安を感じているんだな）というように、一歩隣にある物を見ているように認知するのがメタ認知です。

これは恋愛だとわかりやすいかもしれません。人のことだとアドバイスできるのに、自分のことになった途端、訳がわからない行動に出てしまった経験はありませんか？

同じ事柄でも自分事と他人事では、捉え方や冷静さがまったく違うんです。それは恋愛じゃなくても同じこと。仕事でテンパっている人を見て、（ちょっと落ち着きなよ……）と思ったこともあるでしょうし、自分自身もテンパって、（もう全部わからない！）となってしまった経験がある人は多いでしょう。

だからこそ、メタ認知能力を高くすることは、自分の感情のコントロールにおいて、すごく大切なことなんです。落ち込んだときも、(ああ、もうダメだ。どうしよう……)ではなく、(あ、私、今落ち込んでいるな)と客観視することで、フラットな状態に持っていくことができ、冷静な対応ができます。

そのうえで、何に落ち込んでいるのか、悩んでいるのかを言語化し、そもそもそれは対処できるものなのかを判断する、第2フェーズに入っていくことができます。

悩みを分類して今できることを考えていく

人の悩みには、「そもそも解決できるもの」と「できないもの」、「時間が解決するもの」と「しないもの」、解決するとしたら、「自分一人で解決できるもの」と「人を巻き込まないと解決できないもの」と色々なパターンがあり、ひとくくりに悩みといっても解決法も色々あります。

だから、それぞれに分類していくことで、次にやる行動を考えられるように

Column

します。人間の不安は〝未来〟の〝抽象的〟なことに生じやすいので、次にやる行動がわかると不安が少なくなります。この特性を利用し、悩みを分類したあとで、**今の自分ができることを考えていきましょう**。

たとえば、仕事で失敗してしまったとします。それを引きずってしまったときなら、次のように考えることができます。

経験不足のために失敗したのか、知識が足りなかったために失敗したのか。知識が足りなかったとしたら自分で勉強すれば良いのか、周囲の人に訊いた方が良いのか。周囲の人に訊くなら、誰に訊けば良いのか。訊くべき人がわかったとして、その人に訊きやすい時間帯はあるのか。

ここまで考えても不安が消えないようであれば、その時点で、その人に連絡を取って、「仕事でこういうミスをしてしまいました。自分としては、ここの理解が不十分だったと思うので、教えていただけるお時間はありますでしょうか？」とアタックしてみます。そうすると、失敗に対して自分として何かしらの行動を取っているので、自分の気持ちとしても少し楽になります。

この〝行動をする〟というのが結構肝。たとえば、「これができない！」とわかったとして、いくら練習したとしても、その瞬間からできるようになるわけではないでしょう。でも人間、何かやらないと不安になることも多いです。そんなときは、明日からの計画表を書いてみるといいです。そうすると自分の中で〝前進した感〟を作ることができ、これが結構大事なのです。

フォーカスするところを変えて相手を客観視する

また、ちょっと性格の悪い客観視の仕方ですが、すごく感情的に怒られて落ち込みそうなときに、私は（うわーこの人絶対友達いないだろうなーかわいそう）などと思うことがあります。「性格悪！」って思ったかもしれませんが、本人に言ったわけではないので許してください（笑）。

ポイントは、目の前の怒っている人が〝自分〟に対して怒っているというところにフォーカスするのではなく、あくまで〝過剰な怒り方をしている人〟として相手を見るということです。

Column

その目線で、（こんなに怒っていたら疲れそう）とか（家で尻に敷かれて居場所がないからストレスを発散しているのかな）とか勝手に物語を作ると、冷静にその人のことを見ることができて、ショックの度合いが少なくて済みます。**心の中でどう思おうと自由**なんです。ただ、ちゃんと聞いている感じは出しましょうね（笑）。

自分をモニタリングして文字に書き起こしてみる

メタ認知がうまくなるには、自分で自分をモニタリングしてみることです。なんとなくの感情に気がついたときに（あー、私は今こう思っているんだな）と一歩引いた目で見てみましょう。もしくは、今の自分の欠点を言語化し、対処法がないかと考えてみるのもいいと思います。

このとき、頭の中で考えるだけではダメで、しっかり文字として書いてみましょう。**なんとなく頭に浮かべることができるのと、文字に書き起こすことができるのとではまったく違います。**

メタ認知ができるようになると、自分を客観視することで冷静になることもできますし、ミスが起こったときに、どうすれば良いのかを客観的に考えられるため、柔軟性が増し、急なイレギュラーに対しても対応が早くなります。

落ち込むときは期限を決める

それでも、人間ですから落ち込む気持ちが消えないこともあるでしょう。そんなときは、落ち込む期限を決めることです。

私は落ち込むこと自体は間違ったことではないと思っています。それがあるからこそ人間は成長するものなので。失敗しても何も後悔のない人が〝失敗を成功のもと〟にすることはできません。落ち込むのはそれだけ自分が真剣だという表れです。あくまで問題なのは、それを長引かせることです。

だから、**落ち込まないように、気にしないようにするのではなく、長引かせないようにします**。そのために、「ここからここまではいっぱい落ち込もう。でも、ここからは切り替えるぞ」と最初から決めておくと良いです。

これはスポーツでたとえるとわかりやすいと思います。試合中に失敗して、気持ちが沈んだとします。でも、ずっと引きずっていても仕方がありません。むしろどんどんパフォーマンスが悪くなるだけなので、「試合が終わったら見直して、いっぱい反省をしよう。で、今日いっぱい考えたら、明日からまた新たな気持ちで練習。だから、それまでは今できることをしっかりやろう」と期限を決めるのです。

仕事でも、ミスが出るのは結構忙しいときだったりします。それをずっと引きずると仕事の効率がどんどん悪くなり、新たなミスを誘発してしまいます。だから「ここからここまで反省する」と最初に決めておくんです。そうすると、気持ちを切り替えやすくなります。

見方を変えることでポジティブに捉えることもできる

また、人に対するイライラへの対処法としては、〝リフレーミング〟がおすすめです。よく出される例なので、みなさんも聞いたことがあるかもしれませんが、コップに水が半分入っているとき、「もう半分しか残っていない」と捉えるのか「まだ半分も残っている」と捉えるのかで、意味合いが変わってきますよね。

リフレーミングとは、このように**物の捉え方を変えて、違う視点から捉えてみる**ことをいいます。

たとえば、「仕事が遅い」ということは「仕事が丁寧」ということかもしれません。「性格が暗い」ということは「穏やかで落ち着きがある」ということかもしれません。ネガティブに捉えられがちなことでも、少し見方を変えることでポジティブに捉えることができます。

人にイライラしたときも、「でも、この人のこういうところは、こういう見方もできるな」と少し捉え方の視点を変えてみると、自分にできないことで人ができていることが見えてきたりします。

リフレーミングは練習していると、自然と思い浮かびやすくなります。次のページに参考例を掲載しておきますので、普段から練習してみてください。

リフレーミングの例

ネガティブな枠組みでの捉え方	リフレーミングしてみた捉え方
いつも生意気で嫌な人だ	人に頼らない自立心のある人だ
なんて負けず嫌いな人だ	向上心に満ちあふれた人だ
融通がきかなくて困った人だ	何事にも徹底している人だ
頑固者で自分を曲げない人だ	強い意志の持ち主だ
天の邪鬼なのはやめてほしい	あの人にしかない個性がある
いつもうるさい人だ	明るて活発で元気な人だ
すぐに調子に乗る人だ	雰囲気を明るくしてくれる人だ
すましていて近寄りがたい人だ	いつでも冷静沈着な人だ
口が悪くて好きになれない人だ	いつも率直な意見を言う人だ
堅くてどこか距離を感じる人だ	礼儀正しい丁寧な人だ
すぐにカッとなる人だ	とても情熱的な人だ
何事にもせっかちな人だ	行動も決断も迅速な人だ
いつものんきに構えた人だ	何事にもおおらかな人だ
まったく目立たない人だ	協調性のある縁の下の力持ちだ
臆病でなかなか踏み込まない人だ	物事を慎重に進める人だ

◆年末年始の過ごし方もメンタルに影響

●年末年始の休み明けにうつ病のような症状が起こる正月病

1年が始まるお正月も、実は、気分が落ち込みやすくなる時期です。ゴールデンウィークや夏休みと同じように〝長期休暇〟というのは、一見身体を休ませる良いタイミングですが、反動が起きやすいのも事実。みなさんは五月病、六月病ならぬ〝正月病〟をご存じですか?

五月病、六月病と同じように、正月病も正式な病名ではありませんが、年末年始の長期休暇明けに気分が落ち込み、無気力状態に陥ることを正月病と言います。

年末年始はクリスマス、忘年会、実家への帰省などイベントや飲み会が特に目白押しな時期。そういった年末年始には、どうしても生活のリズムを崩しやすくなります。睡眠不足や体力的な疲労、また身体的な疲労だけではなく、気疲れなどの精神的な疲労も伴いやすいため、抑うつ気分や意欲低下といったうつ病のような症状が発生することがあるのです。

2016年に「ウーマンウェルネス研究会 supported by Kao」という団体が首都圏の20〜50代の男女を対象に行った調査では、年末年始の休み明けに、だるさや眠気といった身体の不調を感じた経験のある人は69・3％という結果でした。約7割もの人が年末年始の休み明けには、不調を感じるんですね。

いつもより長期の休暇になると、やはりどうしても夜更かしをしてしまいがち。相当意識が高い人でないと、普段の生活と同じ時間に起きるなんて難しいと思います。（私も実は朝がとても苦手だったりします……だから、出勤がゆっくりの日は嬉しくてたまりません。笑）

お正月は生活のリズムが乱れがちになり、さらに暴飲暴食もしがちなうえ、外も寒いと、（それなら家でぬくぬく、たまには休むのもありだな……）などと思い、だらだらと過ごしてメリハリのない日が続いてしまう——そんな感じですよね。

でも、その生活こそが自分の身を苦しめていると考えてください。そういった生活を送っていると、この本でも何回も出てきていますが、自律神経の乱れに繋がります。**自分自身で自分を不調に追い込んでしまっている**のです。

●仕事始めの日にツラくならないために心がけたいこと

それでは、正月病を予防・解消するために大切なことを見ていきましょう。ポイントは「睡眠」「食事」そして「家での過ごし方」です。

【睡眠】

まずは第一に〝睡眠の量と質〟を確保することです。睡眠については既に詳しくお話ししてきましたが、「夜中に何回も起きない」「寝入りがスムーズで悪夢を頻繁に見ることもなく、朝目覚めたときにすっきり起きられる」、そして「日中にすさまじく眠くならない」――そうした質の高い睡眠を取るようにしましょう。

そのために色々なアプローチがありますが、ひとつ勘違いしている人が多いのは寝酒。**寝酒はやめましょう**。寝る前にお酒をガンガン飲むと、脳の活動が抑えられ、寝つきが良くなりますので、あたかも睡眠が取れているように感じるかもしれませんが、決してそんなことはありません。あれはもう気絶です。飲んだとしても缶チューハイ1本（ストロング系以外）や缶ビール1本くらいに心がけてください。

【食事】

暴飲暴食が多くなる時期なので〝食事〟も大変重要になります。自宅にいるときは少し意識して、**食物繊維が豊富な食べ物やタンパク質をしっかり摂取する**ことを心がけてください。

過敏性腸症候群やストレス性胃炎など、精神の症状が胃腸症状に出てくることもありますが、その逆も当てはまります。規則正しくもなく、何も考えずに暴飲暴食することで胃腸の調子が悪くなり、そうした身体症状がメンタル面に影響し、なんとなく落ち込んでしまうことも起こり得ます。

【家での過ごし方】

そしてもうひとつ、先ほども書きましたが、1日中ずっと自宅の中でだらだら過ごすのは禁止です。仕事が終わって疲れ切って、ついだらだらしてしまう……というのが1~2日程度なら構わないのですが、毎日ずっと引きこもっていると身体がなまってしまいます。必ずずっと外に出ていようとか、必ず毎日出かけようというわけではありません。でも、初詣や出初式《でぞめしき》、初売り、高校サッカーなど、この時期はお正月ならではの催《もよお》し物《もの》がたくさんあります。ですから、**仕事の前のちょっとした体力作りだと思って、少し外に出歩いてみましょう。**

「運動しなきゃ！」と思うと面倒かもしれませんが、「ちょっと外に出てみよう」くらいに軽く考えてみてください。1時間も2時間も出る必要はありません。少しお散歩する気持ちで外出することを意識してみましょう。

●生活リズムが一度崩れると元に戻すのは大変なこと

一度崩れてしまった生活リズムを正すのは、容易なことではありません。海外では日照時間が長い夏の時期に、標準時間を1時間早める〝サマータイム〟が導入されていることがあります。このサマータイムも、たった1時間の差と思われるかもしれませんが、しっかり体内時計を狂わせるといわれています。

ご記憶にある方も多いのではないかと思いますが、東京オリンピック・パラリンピックの開催にあたり、猛暑対策として、サマータイムの導入を検討されたことがありました。（サマータイムは必ず1時間早めるものと決まっているわけではなく、このときは2時間早めることが検討されました）

その際、日本学術会議の基礎生物学委員会・基礎医学委員会・臨床医学委員会合同の生物リズム分科会は『サマータイム導入の問題点：健康科学からの警鐘』を公表しました。そこでは、「サマータイムは生体機能の時間的統合を司る生物時計の機能を損ね、開始もしくは終了を境に睡眠時間の短縮や睡眠効率の低下など、生体機能に変調を来すことが多い」といったことが言及されています。

私たちの体には、体温の変化やホルモンの分泌といった基本的な機能に約24時間の周期があり、これをサーカディアンリズム（概日《がいじつ》リズム）といいます。体の機能がもっとも高くなる時刻ともっとも低くなる時刻が、生物時計によって決められているんですね。そのため健康科学の観点では、サマータイムが導入されると一時的に生物時計と共鳴しなくなり、睡眠不足、昼間の眠気、認知機能の低下などが生じ、さらには自律神経系、運動系、認知機能、情動コントロールなどの中枢神経機能が1週間から数週間低下すると報告されています。また、交通事故や不登校の増加、うつ病など精神障害の悪化といった報告も多く、さらに言えば、サマータイムの導入により急性心筋梗塞の発生率が上昇するという報告もあります。

ちなみに、この生物時計は季節による日照時間の変化にも適応しています。日本の場合、夏至と冬至の日照時間には数時間の差があり、光のエネルギー量も異なります。そのため、夏季は日の出が早くなることによって起床する時間が早くなり、夜は日の入りが遅くなることによって入眠する時間が遅くなります。冬季は、この逆のことが当てはまります。

少し話が脱線しましたが、「サマータイム導入の問題点」として専門家に指摘されていることからもわかるように、一度崩れた生活リズムを元に戻すのは決して容易なことではなく、特に睡眠の時間が狂うと、睡眠障害のリスクを高め、心身ともに影響を受けることが考えられます。

残念ながら、**生活リズムを維持することは、どうしても自分の裁量にかかってくるところが大きい**です。お正月明けに体調を崩すことが多い方は、自分の日常のリズムを意識して、休日、そして長期休暇を充実させるようにしてみてください。

Column

・コラム・

お別れがツラいときは

悲しみを受け入れるまでには5つの段階がある

人間誰しも、人生の中で何かしらショッキングな出来事を体験するものです。そんなとき、すぐに受け入れられる人は、そう多くありません。人がどういうふうに悲しみを受け入れていくか、その段階をまとめたものがあります。それが〝悲しみの5段階〟です。

精神科医であるエリザベス・キューブラー・ロスは、末期がん患者との対話を通して、人が死に直面したときにたどる心理的プロセスを「否認」「怒り」「取引」「抑うつ」「受容」の5段階に分類し、1969年に著書『死ぬ瞬間――死とその過程について』（原題：On Death and Dying）の中で発表しました。以来、この5段階のプロセスは、末期の病ばかりでなく、様々な喪失体験にも適用されています。

各段階では、それぞれに特徴的な感情、精神状態、態度などが見られますが、もちろん、段階どおりに進まないこともありますし、すべて同じ経過をたどるわけでもありません。行きつ戻りつして、葛藤を繰り返すこともあります。

ただ、この段階説を知っておくことは、人々が**大切なものを喪失する経験をしたあとの感情や気分の変化をよりよく理解するのに役立ちます**。また、悲しんでいる人が「自分だけではない、今のこの感情は必然なことだ」と考えるためにも重要なものです。

【第1段階：否認と隔離（denial and isolation）】

予期しない衝撃的なニュースを聞かされたときや、思いもよらぬことが起きたときに、一番最初に起こるのが否認の感情です。これは、そのショックをまともに受けないためで、（そんなことが起こったなんてあり得ない）と事実を否定し、いったん自分事ではないとして、その事実から離れようとします。最初から面と向かって対峙することはなかなかできません。

【第2段階：怒り（anger）】

自分に起こったことではないと、事実を横に置いて現実逃避しても、問題は解決せず、いつかは受け入れないといけません。否認していたショッキングな事実を現実として認めざるを得なくなると、次に出てくるのは、怒りや恨みです。（なぜ自分だけ、こんな目に遭《あ》わなくてはならないのだ！）という怒りを自分の中で抑えきれず、八つ当たりのように他者に向けられることもあります。

【第3段階：取引（bargaining）】

怒り疲れたあと、普段は神や仏を気にしない人や、祈ることをしない人が、〝お願いですから○○してください〟というように偶像に懇願をしたり、次のように取引をしたりします。

「お願いだから、これだけは許してくれないか」

「今後、何もいりませんので、あの人の病気を治してください」

【第４段階：抑うつ（depression）】

いくら懇願や取引をしたところで、物事がうまくいくわけではありません。結局は叶わない願いで、残念ながらその行為は無駄なものとなってしまいます。

その叶わないという現実を受け入れるとき、（何も希望がないんだ……）という状態に陥ります。無力感、脱力感を覚えて何もできなくなり、普段ならありがたいことや嬉しいことでも、すべてがどうでもよくなってしまいます。

「もう何もしたくない」
「自分にできることは何もない」
「もう何もやる気が出ない……」
「気を遣ってくれるのは嬉しいけど、誰かと話すこともつらい……」

結局、この悲しみは他人により癒されることのない絶対的な悲しみであることを実感せざるを得ない状況です。

【第5段階：受容（acceptance）】

それでも人間は前を向かないといけません。生活をしていかないといけません。自分自身に起きたショックを現実なのだと受け入れ、日常生活にだんだんと戻っていく必要があります。

「否認」「怒り」「取引」「抑うつ」を経て、人は現状を静かに見つめ、ようやく自分に起きたことを受け入れる段階に入ります。

●段階の進み方はいろいろ

最終段階の「受容」に至ったところで、100％ハッピーになる未来があるわけではありません。

また、この5段階が必ずしもスムーズに進むわけではありません。たとえば、「怒り」が長引く人もいますし、情緒不安定な状態が長引いて、パニックのような状態に陥ることもあります。

段階の進み方にしても、必ず第1段階から順番に進んでいくとは限らず、順番が逆になることもあります。また、「怒り」と「抑うつ」が同時にやってくるというように、複数の段階が同時にやってくることもあります。そんなときは、一人になると抑うつ傾向になりつつ、人がいると当たってしまったりするため、だんだんと人が離れていき、余計につらくなります。

中には、明るい自分を演じようとし過ぎたことで、つらそうなことが見受けられないために、周囲の人から「意外と大丈夫そうだね」などと言われて傷つき、どんどんと自分の殻に閉じこもって、周りがわからないうちに抑うつ状態がひどくなっていくこともあります。

乗り越えるまでの時間にしても、数日で済むこともあれば、数カ月、場合によっては数年かかることもありますし、人によってはＰＴＳＤ（心的外傷後ストレス障害）に陥ることもしばしばあります。

こうしたことは、**起こったことの大きさ、もともとの本人の素因、周りの環境などにより異なってきます**。ただ、どのような経過をたどるにせよ、こうした段階をたどることは正常なプロセスなのです。

Column

悲しみに打ちひしがれても当然の反応だと理解しておく

このプロセスを知ることが、悲しみや苦しみを乗り越えるために、どれだけ役立つかはわかりません。

しかし、大きな喪失に直面したあとに襲われる抑うつ気分が「正常な反応なんだ」「日常に戻っていくためには必要不可欠なんだ」とわかっておくことは、少なくとも、自分の心の痛みを緩和してくれる材料にはなるでしょう。

私も診察の中で、何かしらのショックを受けた患者さんには、「その感情は当然の反応であること」そして「多少、時間はかかってしまうもの。それくらいショックなことを経験したのだから」と今の自分の状態が〝異常ではない〟ということは必ず伝えています。さらに、「感情の浮き沈みがあることも仕方ないし、たまには人に頼っていい。全部を一人で背負うことはないんだ」ということも伝えるようにしています。

ただ、**言葉で何も伝えないと、なぜ苦しんでいるのかも、どういう気持ちでいるのかも、周りの人にはわかりません。**だから、できれば「今、こういうことがあって（言いたくない場合はショックなことがあって）感情が少し不安定かもしれません。そのときはこう接してほしい」と自分の言葉で周りの人に話してみてほしいということも伝えています。

きちんと話して理解しておいてもらえば、周りの人の対応も少しはスムーズになるのではないかと思います。

おわりの前に

オールシーズン いつでもメンタル対策

ここまでメンタルヘルスの観点から、四季折々、気をつけていただきたいことをご紹介してきました。

日本は春、夏、秋、冬、それぞれ表情が豊かで素晴らしい魅力がありますが、それはまた**日照時間の違いや、気温や気候の大きな変化を生み出し、心身に負担を与える**ことが、おわかりいただけたのではないかと思います。だからこそ、すこやかに過ごすためには対策が必要なのですが、この本を閉じてしまう前に、最後にオールシーズンいつでも心にとめておいていただきたいことを、少しご紹介しておきたいと思います。

◆日頃から心がけておきたいこと

●まずはいつでも自分の調子を把握しておくことが大切

1年を通して、心の中にとどめておいて欲しいことは、「自分で自分を守ること の大切さ」です。自分が今どんな精神状態なのか。疲れているのか、楽しんでいるのか、苦痛に思っているのか、前向きなのか……こうしたことは最終的には自分にしかわかりません。

ですから「自分で自分の機嫌を取ること」や「自分で調子を良くするセルフケアを知っておくこと」はすごく大切。最近こういった言葉を目にすることも多くなりました。

でも、その前にもっと大切なことがあります。それは「**自分の調子にちゃんと耳を傾けてあげること**」です。自分の調子がわかっていない状態では、セルフケアをどのくらいすれば良いのかもわかりませんよね。

●自分を大事にするにしても、いつでも自分を貫き通すことは難しい

それに私もよく診察のときに、「がんばり過ぎないで！」とか「自分軸を大切にして！」と言いますが、**人間はがんばらないといけないときもありますし、人を気にしないですべて自分の思い通りにするというのは正直不可能**だと思うんです。

そもそも「何もがんばらない」「目標がない」というのも、それはそれで生きる気力を見出《みいだ》すのが難しかったりします。

人間関係においても、自分軸だからといって、他人に気を遣わなくて良いというわけではないです。他人に一切気を遣うことなく、常に自分を貫き通していたら、周りの人が離れていって孤独になってしまうでしょう。そうしたら、自分自身を追い詰めてしまうことになります。

これらの言葉の本来の意味は、「ちゃんと自分の気力がある状態では、がんばって！　でも、常にがんばり過ぎちゃうとストレスが溜まって心身が疲労するから、気をつけてね！」であり、「自分軸で生きることは大切。他人に気を遣い過ぎて自分が疲れちゃうのは良くないよ」なのです。

●自分の調子を自分に問いかける習慣を身につける

こうした匙《さじ》加減を知るためにも、自分の疲れ具合を最初から把握しておくことが大切です。今の自分は元気なときと比べて、何パーセントくらいの状態かということを意識してみてください。

ちなみに、私は朝シャワーを浴びるときに、自分のその日の心身の元気度を自分に問いかけるようにしています。

「何パーセントって言われても、よくわからない！」――そう思う方もいると思いますが、あくまで目安でいいんです。疲れ具合なんて、1日の中で変わることだってありますから。

大切なのは、自分が何パーセントの状態なのか、厳密にわかることではありません。**自分で自分の調子に耳を傾けること**。その行為自体がとても大切なんです。

ぜひ、自分に問いかけてみる習慣を身につけてください。

◆推し活のススメ

●自分で自分の機嫌を取ることができる大きなツールとなる

みなさんは〝推し〟があるでしょうか？

〝推し〟というと、すごくたいそうなものに聞こえるかもしれませんが、そんなたいそうなものでなくとも、「私はこれをしているときが一番楽しい！」「これを見ているときは、なんとなく楽しくて気分が明るくなる！」というものがあれば、それはもう自分の中の〝推し〟です。

私の場合、サッカーが大好きです。日本のチームでも海外のチームでも、色々なチームの試合を見るので、人には「睡眠を大事にしてね!!」と言いながら、夜中にずっとサッカーを見たりしています（笑）。でも、その〝サッカーを見る〟という行動が私にとっての推し活で、それにより想像以上に元気が出ます。

患者さんでも推しがある方は、その話をするときは目が輝いていますし、「推しのコンサートにだけは行けた！」という方も少なくありません。

「推しのコンサートだけは行けるって、怠慢なのでは？」と思われる方。そんなことは決してありません。仕事に行くのと、推し活に行くのとでは、使うエネルギーがまったく違います。**推し活にすらいけないのに、仕事に行く活力が湧くわけがありません。**推し活は元気への第一歩です。

しかも、好きな物のことを考えているときって、なんとなく明るくなりますよね。

この〝なんとなく〟がとても大切。

これを見る・する＝なんとなく楽しい

この公式ができると何かつらいことがあったとき、自分で自分の機嫌を取ることができる大きなツールとなります。

●適切なメンタルで推すためには推しを絞り過ぎない方がいい

とはいえ、何度も言ってきましたが根本的な「食事」や「睡眠」はとても大切。

私も自分の体調と照らし合わせて、調子が芳《かんば》しくないときは、推し活よりも睡眠を大事にしますし、調子が良いときはしっかり推し活をします。

さらにもうひとつ、推し活をする上での私のおすすめがあります。それは「推す物（人）をひとつに絞り過ぎるな」ということです。

特にアイドルを推し活にしている人は「このアイドルを推す!!」「私は○○担！」としがちですが、推しを一人に決めてしまうと、もしその対象人物のことを何かしらの理由で推せなくなってしまったときに、ぽっかり穴が空いてつらくなってしまいます。

よく、「依存しないようにするには依存先を多くしろ」と言うのですが、推し活もこれに当てはまると思います。推しが一人で、自分の楽しみが全部そこになってしまうと、何かが起こったときに悲しむ結果になります。

推しを適切なメンタルで推すために、推しの数を増やしてみる――それも自分の心を保つひとつの方法なのです。

◆専門家に相談することをためらわないで

●メンタルクリニックは自分で正常な判断を下す脳内環境に戻すための手段

ここまで読んでいただきありがとうございました。自分で自分の心を保つセルフメンタルケアに少しでもお力添えできれば幸いです。

ただ、最後にひとつ。**すべてを自分でケアするのにも限界があります**。もし、自分で少しケアしても気分が優れない場合、一度専門家に相談してみてください。人に話すだけでも楽になることはありますし、メンタルクリニックの医師やカウンセラーなどの専門家は〝聴くこと〟に関しても技術を持っています。

受診できない多くの方が懸念していることのひとつが「クリニックに行ったら、必ず薬を出されるのではないか？」「通い続けないといけないのではないか？」ということですが、決してそういうわけではありません。

もちろん、病気によっては薬を飲み続けなければいけないこともありますが、それは内科でも同じです。精神科が特別なわけではありません。多くの病気は、症状が改善してある程度経てば、通院も終了します。症状が軽度であれば、カウンセリングのみになる場合もありますし、漢方薬での治療になる場合もあります。

メンタルクリニックは決して怖いところではなく、自分の生きにくさや困っていることを少しでも改善するところですし、むしろ自分で正常な判断を下す脳内環境に戻すための手段です。

今はオンライン診療もあるので、それを利用するのもひとつでしょう。ただ、診察の一環として、手足の動きや診察室に入るときの仕草、入ってから話が始まるまでの時間など、オンラインでは見えにくいところにも兆候が表れていたりするので、私としては、できれば勇気を出して通院していただきたいと思います。

自分の明日を少しでも笑顔にするため、ぜひ考えてみてくださいね。

おわりに

日本のようにはっきりとした四季がある国は珍しいといわれています。その季節の移り変わりにより、春夏秋冬それぞれの季節がもつ魅力（風景や食事など）を私たちは幼い頃から体験してきました。四季があること自体が日本の特徴であり、大きな魅力のひとつだと思います。だからこそ、私たちもその四季がある日本とうまく調和し、それぞれの季節を楽しみたいですよね。

季節を楽しみ、振り回されない——そんな生活を送れるように、今回の本では「季節に即したメンタル不調・対策法」について言及しました。

いかがでしたでしょうか？

「ちょっとここを気をつけようと思った」だったり、「もしかしたら、この季節が苦手かも」と現状を把握していただけたりしたら、この木を手に取っていただいた意味があるかなと思います。

日本に住む私たちにとって季節は切っても切り離せない存在。

みなさんの毎日がより一層過ごしやすくなり、笑顔が増えることを祈っております。

では、また会う日まで！　ごきげんよう！

2025年3月　　木村 好珠

著者略歴

木村 好珠（きむら・このみ）

このみ こころとからだクリニック院長
精神科医、スポーツメンタルアドバイザー、産業医、健康スポーツ医

1990年2月28日生まれ。東邦大学医学部卒。

医学生時代に準ミス日本に輝いたことをきっかけに芸能活動を行い、タレント業と並行しながら2014年に医師免許を取得。慶応義塾大学病院にて研修後、精神神経科に進み、いくつかの病院勤務を経て、現在は「このみ こころとからだクリニック」の院長を務めている。

また、大のサッカーフリークで、早くからスポーツメンタルに取り組み、特にアカデミー年代のメンタル育成の普及に力を入れてきた。

愛媛FCトップチーム、東京Verdyトップチーム、南葛SCトップチームをはじめ、ブラインドサッカー日本代表、レアル・マドリード・ファンデーション・フットボールアカデミー、北海道コンサドーレ札幌アカデミー、横浜FCアカデミーなど数々のサッカーチームでメンタルアドバイザーを務めてきたほか、有名アスリート個人のメンタルアドバイザーも務め、その範囲は野球、卓球、ラグビーにも及ぶ。

あわせて産業医として、いくつもの企業の健康づくりにも携わっているほか、様々なメディアで活躍しており、多数の番組に出演。数多くのセミナーや講演もこなしている。

精神科の臨床医でありつつ、子供からトップアスリートまで、幅広くメンタルサポートすることができる新進気鋭のスポーツ精神科医。

- このみ こころとからだクリニックWEBサイト
  https://konomi-clinic.com/
- X（旧Twitter）
  https://x.com/konomikimura
- Instagram
  https://www.instagram.com/konomikimura/

好評既刊

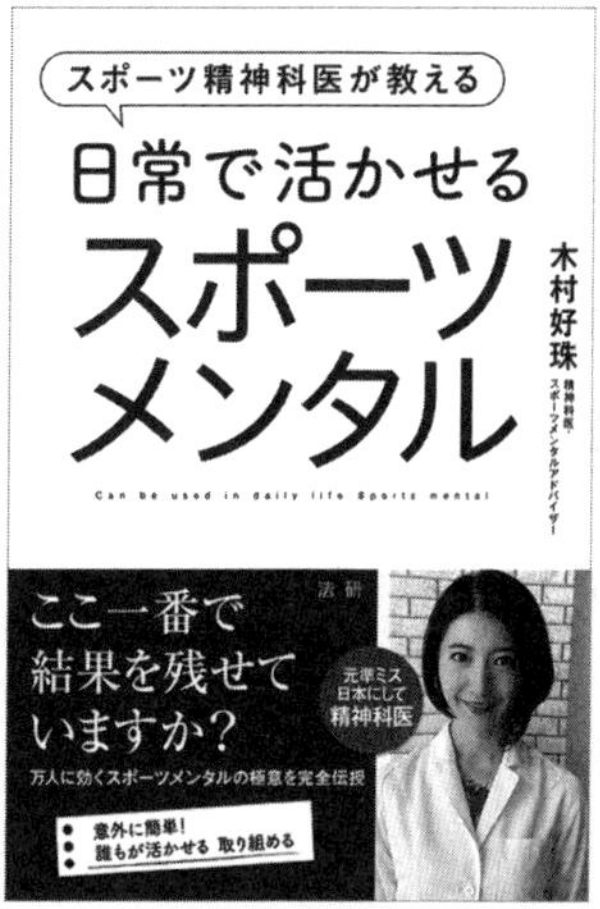

ISBN 978-4-86513-831-3

スポーツ精神科医が教える
日常で活かせるスポーツメンタル

木村 好珠 著

四六判 ／ 256頁 ／ 本体1,500円＋税
(2021年7月刊)

アスリートに求められる“スポーツメンタル”の思考は万人に効くもの。日常生活を送るうえで大いに役立つその極意をイチから解説。「もっとイキイキ生活したい」「大事な場面で力を出せるようにしたい」——そんな想いを叶えるヒント満載の著者初の書き下ろし。

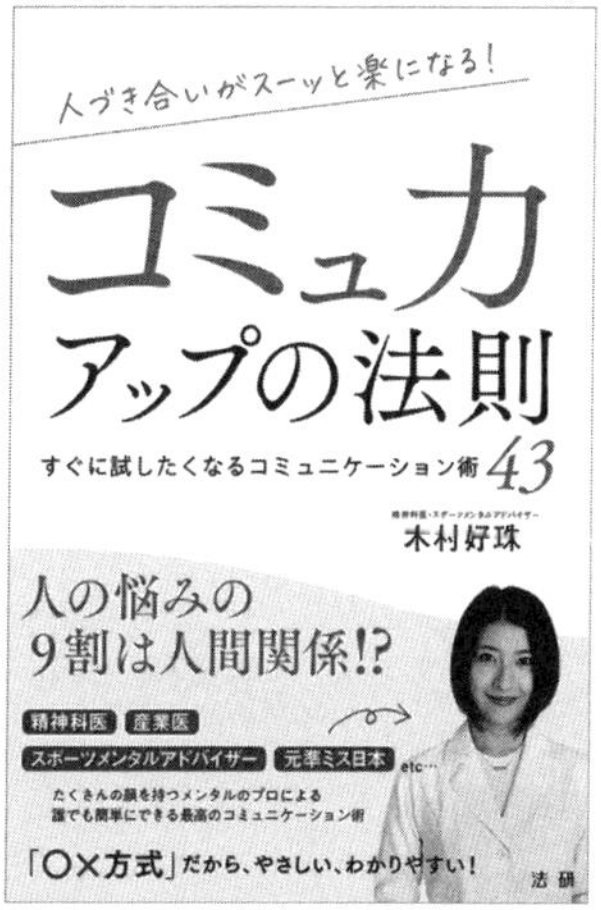

ISBN 978-4-86756-007-5

人づき合いがスーッと楽になる
コミュ力アップの法則

木村 好珠 著

四六判 ／ 272頁 ／ 本体1,500円＋税
(2022年8月刊)

患者さんに“話しやすい”と思ってもらえる環境を作るために必要なのは「高いコミュ力」そのために著者が磨き上げた、誰でも簡単に取り組める実践的なコミュニケーション術を紹介。○×方式でわかりやすく丁寧に、コミュニケーションの悩みを解きほぐす1冊。

整え上手になるための
メンタル歳時記
～ 春夏秋冬こころをラクにする秘訣 ～

令和7年4月18日　第1刷発行

著　　者　木村 好珠
発 行 者　東島 俊一
発 行 所　株式会社 法 研
〒104-8104 東京都中央区銀座1-10-1
電話 03(3562)3611(代表)
https://www.sociohealth.co.jp
印刷・製本　研友社印刷株式会社

0102

ISBN 978-4-86756-193-5 C0077　定価はカバーに表示してあります。

乱丁本・落丁本は小社出版事業課あてにお送りください。

送料小社負担にてお取り替えいたします。